$$PAO_2 = (PB - PH_2O) \times FIO_2 - PaCO_2/R$$

$$CaO_2 = 1.39 \times Hb \times SaO_2 + 0.0031 \times PaO_2$$

$$CO = SV \times HR$$

式から読み解く
臨床に役立つ生理学

田邊翔太

松江赤十字病院 救急部

$$DO_2 = CaO_2 \times CO$$

$$VO_2 = (CaO_2 - CvO_2) \times CO$$

$$PaCO_2 \propto VCO_2/VA$$

中外医学社

はじめに

　皆さんは病態を理解する際に何を指標としていますか？

　呼吸様式，心音，皮膚の温もりなどの身体所見，画像検査によって得られる情報は非常に重要な指標です．そして，それらと同様に検査・測定で得られる数値とそれを計算する「式」も必要不可欠な指標と言えるのではないでしょうか.

　カナダ出身の内科医で近代医学の父と謳われる偉人 William Osler（1849〜1919 年）は "The practice of medicine is an art, based on science." と語りました．art とは一般的に芸術と訳されますが，臨床ではヒトの感覚に基づいた技術や創意工夫と言い換えることができます．Science とはその名の如く科学ですが，医療における代表的科学は化学・物理学・生理学です．そしてこれらの科学は数値やそれを導く「式」（計算式・科学式）から考察されます．「式」はただ数値を当てはめて計算するだけの道具ではありません．その意味を理解し応用することで我々の視野を広げてくれる science なのです．

　もちろん，数値や「式」だけで解明できない事象も多く存在します．本書で紹介する「式」には，特定の前提条件でしか適応できないものや，厳密な科学からは正しくないと考えられているものもあります．また，人体以外の実験から得られた式もあり，臨床に当てはめることはできないかもしれません．計算だけで究明できるほど人体の深淵は浅くなく，生理学による考察を覆す臨床上のエビデンスも多く発表されています．

　それでも，我々が病態を科学的に理解する際に「式」という武器を持っていることは大きな利点となるはずです．「式」から臨床をどのように読み解いていくのか，臨床を「式」にどう落とし込むのか．本書が science から臨床を読み解き，art へ繋げていく手助けになれば幸いです．

　　2024 年 8 月

松江赤十字病院 救急部　田邊翔太

目　次

第1章　呼吸・循環　　1

SECTION 01　吸入酸素濃度 F_IO_2 ……… 2

- P/F 比 …………………………………………………………… 2
  - memo　地球の酸素濃度 ………………………………… 3
- 標準酸素療法における F_IO_2 ……………………………… 4
  - memo　地球の二酸化炭素濃度，呼気の二酸化炭素濃度 …… 11
- 標準酸素療法における F_IO_2 の計算は正しいのか？ …… 11
- 高流量酸素療法における F_IO_2 ………………………… 14
  - memo　高濃度と高流量 ………………………………… 21
  - memo　S/F ratio ………………………………………… 22

SECTION 02　肺胞気式 $P_AO_2＝(P_B－P_{H_2O})×F_IO_2－P_aCO_2/R$ …… 24

- 肺胞気式の成り立ち …………………………………………… 25
- 肺胞気-動脈血酸素分圧較差（A-aDO$_2$） ………………… 32
  - memo　健常肺にもシャント？ ………………………… 36
- P_AO_2 に影響する因子 ……………………………………… 39
  - memo　過換気症候群と P_aO_2 ………………………… 41
  - memo　換気応答を決めるのは O_2 か CO_2 か？ …… 45

i

SECTION 03 　動脈血酸素含有量
$CaO_2 = 1.39 \times Hb \times SaO_2 + 0.0031 \times PaO_2$ ······ 47

- 動脈血酸素含有量（CaO_2）の式 ······ 47
  - memo　SO_2の表記 ······ 50
  - memo　PaO_2と SaO_2はどう使い分ける？ ······ 54
- MetHb と COHb ······ 55
  - memo　硫化水素中毒の治療 ······ 57
- CaO_2の係数〜1.39 なのか 1.34 なのか〜 ······ 60
- 高気圧酸素療法 ······ 61
- シャントと酸素投与の関係 ······ 64

SECTION 04 　心拍出量　$CO = SV \times HR$ ······ 73

- $CO = SV \times HR$ ······ 74
- $CO = BP/SVR$ ······ 77
  - memo　超音波による CO 測定 ······ 80
  - memo　甲状腺機能亢進症の治療＝5B ······ 82
- CO と CI ······ 83

SECTION 05 　酸素供給量　$DO_2 = CaO_2 \times CO$ ······ 87

- 酸素運搬（delivery） ······ 87
- 灌流（perfusion） ······ 91
  - memo　平均血圧の計算式 ······ 93
  - memo　VA-ECMO における血圧 ······ 93

SECTION 06 　酸素消費量　$VO_2 = (CaO_2 - CvO_2) \times CO$ ······ 95

- VO_2の式 ······ 95
- 酸素摂取率（O_2ER） ······ 98

memo	循環平衡…CO＝VR	101
memo	静脈還流式	102

- critical DO_2 103

memo	敗血症性心筋症	105

- O_2ER と輸血 107

SECTION 07　二酸化炭素産生量　$PaCO_2 \propto VCO_2/V_A$ 111

- 呼吸商（R）と二酸化炭素産生量（VCO_2） 111
- 死腔換気と肺胞換気 114
- 肺胞換気式 117
- $Pv\text{-}aCO_2$ 120

memo	好気性 CO_2 と嫌気性 CO_2	125
memo	呼吸と循環の役割は酸素の供給か？	
	二酸化炭素の排泄か？	125

第2章　偉人たちの法則

129

SECTION 01　ラプラスの法則 130

- ラプラスの式 130
- ゴム手袋 132

memo	トトロの作り方	133

- 圧迫止血 133
- 大動脈瘤 135
- 心筋 136
- 肺胞サーファクタント 139
- 子宮と帝王切開 141

- トレーニングベルト（パワーベルト）································· 142
  - memo　ラプラスの魔（Laplace's demon）················ 144

SECTION 02　ハーゲン・ポアズイユの法則 ················ 147

- ハーゲン・ポアズイユの式 ··· 147
  - memo　層流と乱流 ··· 148
- 急速輸液とカテーテル ·· 150
- 貧血 ·· 152
  - memo　ヒトはどこまで貧血に耐えられるか？ ············ 153
- 圧による血球破壊 ·· 154
- 気道抵抗 ·· 155

SECTION 03　ベルヌーイの法則 ··························· 158

- ベルヌーイの式 ··· 158
- ベンチュリーマスク ··· 160
- COPD と口すぼめ呼吸 ·· 161
- 収縮期僧帽弁前方運動 ·· 162
- 超音波で測定する圧較差 ··· 163
  - memo　日常で遭遇するベルヌーイの法則 ················· 165

索　引 ··· 169

第1章

呼吸・循環

　ヒトは吸入した酸素を肺胞から血液に乗せて細胞に届けています．細胞は届けられた酸素を消費する過程で二酸化炭素を産生します．二酸化炭素は細胞から血液に乗せられ，肺で呼気として排出されます．

　呼吸とは酸素と二酸化炭素の交換（ガス交換）を意味しますが，
- 肺胞と血液による酸素・二酸化炭素の交換を外呼吸
- 細胞と血液による酸素・二酸化炭素の交換を内呼吸

と呼んでいます　**図**．

　循環の主な目的は
- 酸素を肺から組織へ運搬すること
- 二酸化炭素を組織から肺へ運搬すること

です．

どれくらいの酸素を吸入しているのか
どれくらいの酸素を血液に乗せているのか
どれくらいの酸素が細胞に届けられているのか
どれくらいの酸素を細胞が消費しているのか
どれくらいの二酸化炭素が産生されているのか

　本章では呼吸と循環に関する式から臨床を読み解いていこうと思います．

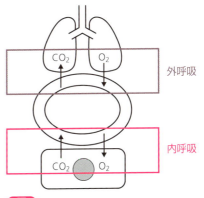

図

SECTION 01

吸入酸素濃度
FiO_2

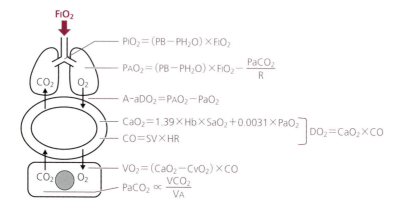

ヒトが上気道から吸入する気体にどれくらいの酸素が含まれているのか．
酸素投与でどう変化するのか．
FiO_2を中心に考えていきます．

■ P/F 比

呼吸機能を評価する際に登場するのが P/F ratio（P/F 比）であり，

$$P/F\ ratio = \frac{PaO_2}{FiO_2}$$

で計算されます．
　動脈血酸素分圧（PaO_2）を吸入酸素濃度（FiO_2）で除しており，FiO_2に対するPaO_2の比をみています．

SECTION 01
吸入酸素濃度

表1 ARDS　ベルリン基準

	mild	moderate	severe
P/F 比	200< ≦300 (PEEP≧5 cmH$_2$O)	100< ≦200 (PEEP≧5 cmH$_2$O)	<100 (PEEP≧5 cmH$_2$O)
発症時期	侵襲や呼吸器症状（急性/増悪）から1週間以内		
画像	両側性陰影（肺炎・肺虚脱・結節では全て説明できない）		
肺水腫の原因	心不全，輸液過多では説明できない呼吸不全 ＊危険因子がない場合は超音波による客観的評価が必要		

　肺での酸素化＝外呼吸に障害があると低下し，ARDS のベルリン定義[1]などでも登場する一番有名な酸素化の指標です**表1**．ちなみに健常人の正常値は400〜500 程度です．

　PaO_2は動脈血液ガスから測定しますが，FIO_2はどのように決まるのでしょうか？

　まず，地球の酸素濃度は 0.21（21%）です．これは海抜 0 m でも，エベレスト山頂でも変わりません．標高が上がると「酸素が薄くなる」と言われることがありますが，これはFIO_2が下がるのではなく，大気圧が下がることで酸素分圧が低くなる現象を言っています．（酸素分圧については後述の「SECTION 02　肺胞気式」などで詳しく説明します）

　地球上でFIO_2が 0.21 より低くなるのは，人為的に造られた常圧低酸素トレーニング施設や労働災害など限られた場合のみです．人工呼吸器もFIO_2を 0.21 より低く設定できないようになっており，医療機関においてFIO_2が 0.21 より低下することはありません．

　逆にFIO_2を 0.21 より高くするのは簡単です．酸素を投与するだけです．では，どれくらい酸素を投与すれば，どれくらいFIO_2が高くなるでしょうか？

---

memo 地球の酸素濃度[2]

　正確には 0.209（20.9%）ですが，本書では 0.21（21%）とします．

　今後，地球の酸素濃度が低下していくと予測する専門家もいるようですが，地球のFIO_2は 1000 万〜1 億年という果てしなく長い単位で変動しており，少なくとも我々が生きる現代で大きく変わることはないでしょう．

第1章 呼吸・循環

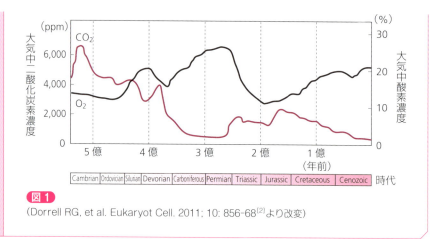

図1
(Dorrell RG, et al. Eukaryot Cell. 2011; 10: 856-68[2]より改変)

標準酸素療法における FiO_2

標準酸素療法は英語では standard oxygen therapy（SOT），conventional oxygen therapy（COT）と表記され，カニューラやマスクを用いて行う酸素療法です．表2 に標準酸素療法における酸素投与量と FiO_2 の換算表を示します．よく見かける表ですね．

この有名な 表2 が架空の計算式に基づくものであり，臨床では役に立たないと

表2

	酸素流量 L/min	FiO_2
鼻カニューラ	1	0.24
	2	0.28
	3	0.32
	4	0.36
酸素マスク	5	0.4
	6	0.5
	7	0.6
リザーバー付酸素マスク	7	0.7
	8	0.8
	9	0.8 以上
	10	0.8 以上

SECTION 01
吸入酸素濃度

いうことを述べていきます．ただし，その中にある「考え方」は臨床の参考になるのでぜひお付き合いください．

これから「壮大な仮定」のお話をします．

まず，標準的なヒトの呼吸について考えます 図2 ．ヒトは 500 mL の気体を 1 秒で吸って，1~2 秒で吐き出します．安静時では 2~3 秒のポーズが入り，再度吸気に転じます．この場合，1 呼吸サイクルが 4~6 秒になるので，1 分間の呼吸数は 10~15 回になります．正常な呼吸回数です．

標準的呼吸である 図2 ，
- 1 秒で 500 mL 吸う
- ポーズが 2~3 秒ある

を前提に 表2 を考えていきます．

室内気＝Room air での吸気のイメージが 図3 です．

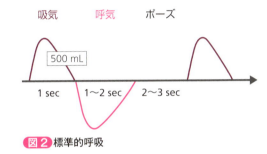

図2 標準的呼吸

1 秒で 500 mL 吸うので，吸気流量は 500 mL/sec になります．

これを酸素流量と同じ単位である /min になおすと，30000 mL/min＝30 L/min です．

＊この 30 L/min はあとで重要になるので覚えておいてください．

室内気のみを吸入しているので FiO_2 は 0.21 です．

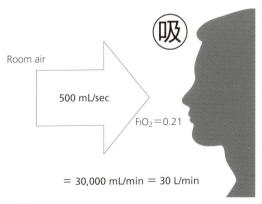

図3

第1章 呼吸・循環

　酸素マスク・酸素流量 6 L/min を考えます．

　6 L/min は秒速に直すと 100 mL/sec です．もちろん，投与される酸素は純酸素なので濃度は 100％です．

　1 秒で 500 mL を吸気すると，100 mL は投与されている 100％酸素，残りの 400 mL は酸素濃度 21％の室内気になります．

　図4 に示す式のように吸入する酸素は合計 184 mL となり，吸入気の F_IO_2 は 0.37 と計算できます．

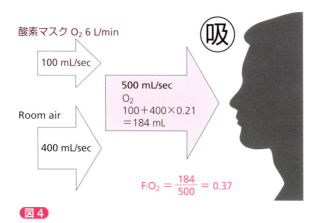

図4

　表2 では酸素マスク・酸素流量 6 L/min の F_IO_2 は 0.5 となっています．**図4** の計算で求めた 0.37 とはかなり乖離があります．何か見落としがありそうです．

　マスクと鼻咽腔の空間を考慮して計算し直してみましょう．マスクには 70 mL，鼻咽腔には 30 mL の空間があると仮定します **図5**．この空間は 2～3 秒のポーズの間に投与されている純酸素で置換され，酸素のリザーバーとして働きます．

　改めて 1 秒 500 mL の吸気を考えると，100 mL は投与されている純酸素，70＋30 mL はマスクと鼻咽腔でリザーブされている純酸素，残り 300 mL が室内気になります．

　計算すると F_IO_2 は 0.526 となり概ね **表2** と一致しそうです．

SECTION 01
吸入酸素濃度

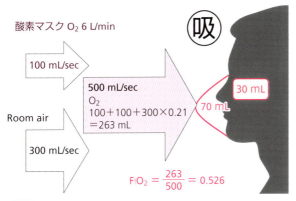

図5

　ここで着目してもらいたいのは，リザーバーがあるとFiO_2は高くなるということです．酸素流量を増やすことも大事ですが，FiO_2を高くするにはリザーバーを付けることが重要なのです．

　この考え方から，高いFiO_2を実現するために登場したのがリザーバーマスクです．リザーバーマスクには一方弁が付いており，吸気ではリザーバー内の酸素が使用され，呼気はマスク孔から大気中に排出されるためリザーバー内には戻りません **図6** ．また，呼気中＋ポーズ中に投与されている酸素がリザーバー内に貯留します．

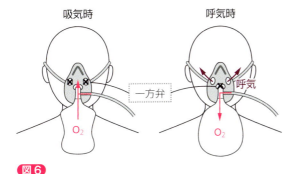

図6
(https://www.hanakonote.com/kango/02.html)

第1章 呼吸・循環

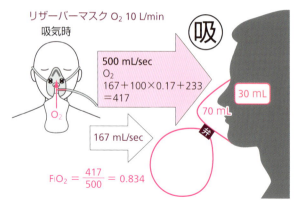

図7

　リザーバーマスク・酸素流量 10 L/min（167 mL/sec）を考えます 図7 ．呼気中＋ポーズ中は投与されている酸素がリザーバーの補充に当てられるため，呼気（酸素濃度 17％）がマスクと鼻咽腔に貯留していると仮定します．

　吸気では一方弁が解放され，投与されている酸素 167 mL，マスクと鼻咽腔の呼気（酸素濃度 17％）100 mL，リザーバー内の酸素 233 mL が吸入されます．

　計算すると FiO_2 は 0.834 となりかなり高値になりました．

　リザーバーマスクで重要なのは，吸気で使用する酸素を呼気中＋ポーズ中（3 秒以内）にリザーバーに貯めておくことです．そうしないといつかリザーバーが萎んでしまいます．リザーバー内の酸素がなくなるとマスクの隙間から室内気を吸入するしかなくなるので，FiO_2 は低下し，リザーバーマスクの意味がなくなります．

　上記の例では 1 回 233 mL を吸気に使用するので，安全域も考慮して呼気中＋ポーズ中（3 秒以内）に 233 mL を十分な余裕をもって貯められる 7 L/min（116 mL/sec＝348 mL/3 sec）くらいの酸素流量が必要と考えられます．表2 でリザーバーマスクの流量が 7 L/min 以上しかないのはそのためです．リザーバーマスクを効率的に使用するには酸素流量を大きくしないといけないのです．

SECTION 01
吸入酸素濃度

　ところで，酸素マスクで酸素流量を多くするのはどうでしょうか？ 酸素マスク・酸素流量10 L/min（167 mL/sec）を考えます 図8．計算するとF_IO_2は0.632となります．

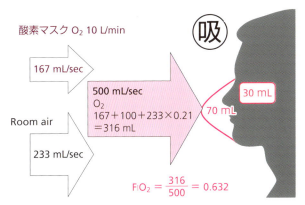

図8

　リザーバーマスク・酸素流量10 L/minと比較するとF_IO_2の上昇は今ひとつです．
- 酸素マスクで酸素流量を大きくするのは効率的ではない
- リザーバーマスクの方が効率的にF_IO_2を上昇させられる

ということがわかります．

　次に酸素マスク・酸素流量2 L/min（33 mL/sec）を考えます 図9．

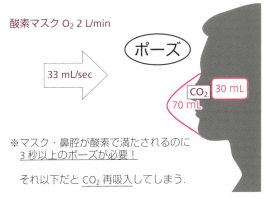

※マスク・鼻腔が酸素で満たされるのに<u>3秒以上のポーズが必要！</u>

それ以下だと<u>CO_2再吸入</u>してしまう．

図9

70＋30 mL のマスクと鼻咽腔を満たすには，3秒以上のポーズが必要になります．それ以下では呼気を再吸入することになります．

つまり，**酸素マスクでは酸素流量が小さいと呼気を再吸入してしまう**のです．そのため，表2 では酸素マスクを酸素流量5 L 以上で設定しており，4 L/min 以下では鼻カニューラを使用するようになっています．5 L/min（83 mL/sec）ならばポーズが2秒あれば十分にマスクと鼻咽腔を満たすことができ CO_2 再吸入を防げます．

一方で，呼気は鼻咽腔以外の死腔（p.114 参照）にも存在しており，マスク中や鼻咽腔中の呼気を多少再吸入しても臨床的にはほとんど問題ないと言われることもあります[3]．前述のリザーバーマスクも理論上は呼気を再吸入しますが，あまり問題視されることはありません．

それでも，**小さな酸素流量で酸素マスクは使用しない**という考え方は知っておくべきでしょう．特に，COPD や神経筋疾患のような CO_2 ナルコーシスを生じる可能性が高い患者には注意する必要があります．

小さな酸素流量で使用できるのはリザーバー効果の少ない鼻カニューラになります．鼻カニューラでは，実質的なリザーバーは鼻咽腔の30 mL のみなので，酸素流量が少なくても呼気を再吸入することはほとんどありません．**小さな酸素流量では鼻カニューラを使用します** 図10 ．

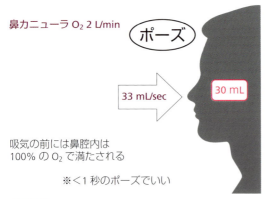

鼻カニューラ O_2 2 L/min

ポーズ

33 mL/sec　30 mL

吸気の前には鼻腔内は100％の O_2 で満たされる

※＜1秒のポーズでいい

図10

ちなみに，酸素ボンベや中央配管から供給される酸素の相対湿度は0％です．鼻カニューラで5〜6 L/min 以上にしてしまうと乾燥による鼻腔粘膜の障害を生じると考えられているので，標準酸素療法においては**大きな酸素流量で鼻カニューラは使用しない**ことになっています．

SECTION 01
吸入酸素濃度

memo 地球の二酸化炭素濃度, 呼気の二酸化炭素濃度

大気の酸素濃度21%は有名ですが, 二酸化炭素濃度を知っていますか?
World Meteorological Organization (WMO) によると二酸化炭素濃度は経年的に上昇していますが, 2022年時点でもわずか417.9 ppm＝0.04%[4]です図11.
臨床的には0%としても問題ない値です.
一方で, 標準的なヒトの呼気は窒素79%, 酸素17%, 二酸化炭素4%と言われています. もちろんPaO_2, $PaCO_2$, 酸素投与, 死腔など状況によって異なりますが, 大気よりは遥かに高い二酸化炭素濃度であることは間違いありません. 単純計算すると, 呼気を再吸入することは大気の100倍の濃度の二酸化炭素を吸入することになります.

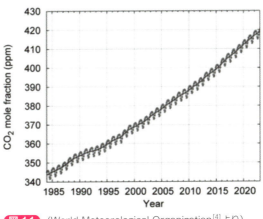

図11 (World Meteorological Organization[4]より)

■ 標準酸素療法におけるFiO_2の計算は正しいのか?

さて, ここからが本題です.
ここまでは標準的呼吸（1秒で500 mL吸う, ポーズが2〜3秒）を前提に話を進めてきました. しかし, 我々が酸素を投与する患者のほとんどは呼吸不全であり, 標準的呼吸はしていません. 吸気流量（一回換気量と吸気時間）, ポーズにも多寡があるのは当然です. また, マスク容量70 mLと鼻咽腔30 mLも完全なる仮定であ

り，マスク規格による差や個人差があります．気体の拡散による影響も考慮していません．投与された酸素・リザーバー内の酸素はすべて吸入し，マスク脇からの室内気混入はないものとしています．

そのため，ここまでの計算式で求めたFiO_2はあくまで「壮大な仮定」に基づいたものだと思ってください．

同じ酸素流量でも呼吸が変化すればFiO_2も変化することを計算式で示していきます．

▶吸気流量の変化

酸素マスク・酸素流量6 L/minの患者が1秒で1000 mLを吸ったとします **図12**．FiO_2は0.368です．

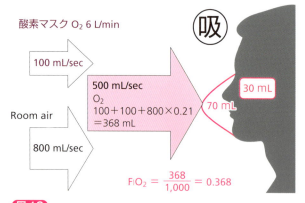

図12

1秒で500 mLを吸った時の0.526と比較しかなり低下します．
大きな呼吸→FiO_2低下です．

SECTION 01
吸入酸素濃度

▶ポーズの変化

ポーズが短いとマスクと鼻咽腔が酸素で満たされる前に吸気が始まるので呼気を吸入してしまいFiO_2が下がります．

1秒で500 mLを吸いますが，ポーズが0秒だと仮定します 図13 ．

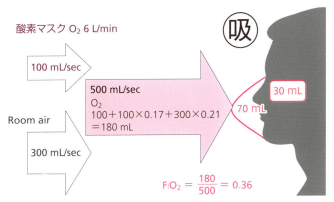

図13

マスクと鼻咽腔が酸素濃度17%の呼気で満たされた状態で吸気するため，計算するとFiO_2は0.36です．

ポーズ2～3秒の時の0.526と比較しかなり低下します．

ポーズのない呼吸（頻呼吸）→FiO_2低下です．

同じ酸素流量だとしても，Kussmaul呼吸をしている代謝性アシドーシスの患者（＝深呼吸・頻呼吸）ではFiO_2は低く，過量服薬の患者（＝浅呼吸・徐呼吸）ではFiO_2が高くなることがわかっていただけたでしょうか．

このように，**標準酸素療法において呼吸様式はFiO_2に大きく影響します**．そして，その呼吸様式は原疾患や病期を含めた患者特性によって異なり，場合によっては同じ患者でも呼吸毎に変動するのです．健常人における測定ですらFiO_2のバラツキが報告されており[5]，呼吸不全の患者であればより大きな差になるでしょう．

表2 に示されているFiO_2は架空の計算式から求められたものであり，我々が日常的に実施する標準酸素療法ではFiO_2を一律に規定することができないのです．

第1章　呼吸・循環

一方で，表2が臨床的に役立つのは◀で示した酸素投与デバイスの境界線です．これまでの計算式の結果から，小さな酸素流量では呼気再吸入の可能性があるのでマスクは使用しない，リザーバーマスクを効率的に使うには大きな酸素流量が必要ということが理解できたと思いますが，その境界線が◀なのです．

　酸素流量に応じて酸素投与デバイスを使い分けること，FIO_2は患者の呼吸様式に依存することを理解して標準酸素療法を行ってください．

標準酸素療法のポイント

- リザーバーマスクは酸素流量を大きくすると効率的に FIO_2 を上昇させられる．
- 酸素マスクで大きな酸素流量は非効率的である．
- 酸素マスクを小さな酸素流量で使用すると CO_2 が貯留する可能性がある．
- 鼻カニューラを大きな酸素流量で使用すると粘膜障害を生じる．
- 標準酸素療法では FIO_2 を規定できない．

高流量酸素療法における FIO_2

　標準酸素療法では FIO_2 を規定できません．では，どのような酸素療法なら FIO_2 を規定できるでしょうか？

　それは

- HFNC（High Flow Nasal Cannula）
- 人工呼吸器（NPPV を含む）

です．以前はインスピロン® やベンチュリーマスク® も使用されていましたが最近は目にする機会が少なくなりました．人工呼吸器もヒトに酸素を投与するため酸素療法といえるのですがここでは割愛します．高流量酸素療法の代表である HFNC について考えていきましょう．

　HFNC はその名の通り Nasal Cannula ＝鼻カニューラを用いて High Flow ＝高流量で酸素化された気体を供給します．標準酸素療法の鼻カニューラは相対湿度 0% の酸素を供給するので酸素 5~6 L/min 以上で鼻腔粘膜の障害を生じると言われますが，HFNC では供給する気体を強力に加湿することで高流量を実現しました 図14．

SECTION 01
吸入酸素濃度

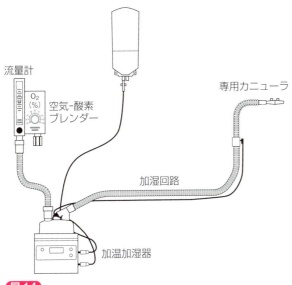

図14
(Respiratory Care April. 2016; 61: 529-41[6]より)

　高流量酸素療法とは患者の吸気以上の「流量」で気体を供給することで「FiO_2」が規定できる酸素療法です．HFNC で設定する主な項目は供給する気体の「流量」と「FiO_2」の２つでシンプルですが，文章で説明するとわかりにくいので，図15 で考えます．

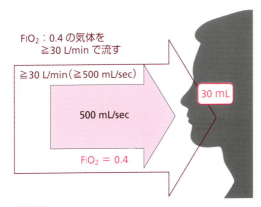

図15

HFNC: 30 L/min, $F_IO_2=40\%$（0.4）に設定したとします．

30 L/min＝500 mL/sec なので 30 mL の鼻咽腔は一瞬で置換されます．患者吸気 500 mL の残り 470 mL も全て HFNC から供給される $F_IO_2=0.4$ の気体になります．吸気以上の流量（≧30 L/min）で供給されていれば室内気を吸入する余地はありません．

つまり，患者の吸気は全て $F_IO_2=0.4$ の気体になります．

このように，吸気以上の流量で気体を供給すれば「患者が吸入する気体の $F_IO_2=$ HFNC で設定した F_IO_2」という式が成り立ちます．これが高流量酸素療法の原理です．そして，標準的なヒトの吸気は 500 mL/sec＝30 L/min なので，**30 L/min 以上が一般的な「高流量」の基準とされます．**

ここで注意しておきたいのは，高流量酸素療法は患者の呼気以上の流量で使用するという点です．

前述の患者が 1 秒で 1000 mL を吸う大きな呼吸をしていたとします 図16．

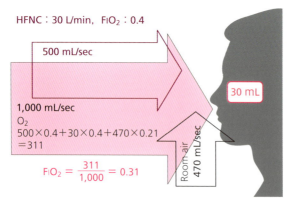

図16

HFNC: 30 L/min, $F_IO_2=40\%$（0.4）の設定です．

鼻咽腔 30 mL は全て置換されます．

残り 970 mL の吸気のうち 500 mL は HFNC から供給されますが，470 mL は室内気を吸入します．

計算すると F_IO_2 は 0.31 となり HFNC の設定より低くなりました．

SECTION 01
吸入酸素濃度

　高流量酸素療法でFiO₂を規定するには吸気以上の流量が必要なのです．そのため，患者の吸気にあわせて流量を調整する必要があります．

　ただし人工呼吸器でもないかぎり患者の吸気流量を正確に測定することはできないので，設定した流量が呼気流量以上になっているかは診察によって推定するしかありません．玄人であれば患者の体型や努力呼吸の程度から吸気流量が何となくわかるなんて離れ技ができるのかもしれませんが，普通はできません．そのため，筆者は患者の口元に手を当てて吸気時の風を感じることで判断しています．口元にテッシュを当てて動きを見るという方法もありますが，肌で感じる方がわかりやすいのではないかと思います．

　以下にどのように判断するか図解していきます．

　まず，呼気時・ポーズ時は当然ですが外向きの風を感じます 図17 ．

　吸気時は，HFNC流量＞吸気流量であれば，外向きの風を感じます 図18 ．

　この場合，「患者が吸入する気体のFiO₂＝HFNCで設定したFiO₂」となります．

　HFNC流量＜吸気流量であれば，吸気時に内向きの風を感じます 図19 ．

＊正確には吸気時に生じる外向きの風が消失することを感じます．

　この場合，吸気時に室内気も吸い込んでいるので「患者が吸入する気体のFiO₂＜HFNCで設定したFiO₂」となります．

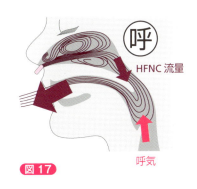

図17

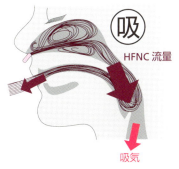

図18 HFNC流量＞吸気流量

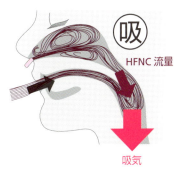

図19 HFNC流量＜吸気流量

第1章　呼吸・循環

　繰り返しになりますが，高流量酸素療法はF_IO_2を規定することができますが，F_IO_2を規定するためには患者の吸気以上の流量が必要なのを覚えておいてください．

　次に HFNC の臨床的有用性について考えていきます．
HFNC の効果として
　①適切に使用することでF_IO_2を規定
　②死腔の洗い出し
　③PEEP（Positive End Expiratory Pressure）
　④呼吸仕事量の減少
　⑤加湿による気道浄化
などが考えられています．
　以下，簡単に解説します．
　①F_IO_2に関しては前述の通りです．
　②死腔の洗い出し効果ですが，HFNC は 30 L/min（500 mL/sec）以上の高流量なので，標準酸素療法で考えていた鼻咽腔 30 mL 以上の死腔を置換できると考えられます．
　　死腔には低酸素かつ高二酸化炭素の呼気が貯留しているので，これを洗い出すことは酸素化にも換気にも有利に働きます．
　③PEEP については閉口していれば 3~5 cmH_2O 程度かかると言われていますが[7,8]，開口時はその限りではありません．
　④高流量の気体供給は吸気を後押しするため呼吸仕事量を減少させます．
　　呼吸数は減少し，一回換気量は増加することが報告されています[9,10]．
　⑤適切な加湿は粘膜機能を維持し気道浄化に寄与するとされています[11,12]．

　このように様々な効果をもつ HFNC ですが，主に低酸素性呼吸不全（いわゆる I 型呼吸不全）に関してエビデンスが確立してきました．気管挿管率低下や死亡率低下を報告した多施設 RCT も存在します[13]．一方で，高二酸化炭素性呼吸不全（いわゆる II 型呼吸不全）に関しては一回換気量，呼吸数，$PaCO_2$といったパラメーターは改善しますが[10]，気管挿管率や死亡率といったハードアウトカムの改善には至っていません．

　ただ，筆者は HFNC が高二酸化炭素性呼吸不全に対して高い臨床的有用性を持っていると考えています．

　死腔に存在する二酸化炭素を多く含んだ呼気を洗い出すことは二酸化炭素の再吸入を減少させます．吸気の後押しによる一回換気量の増加は肺胞換気量を増加させ

る因子です．呼吸仕事量が減少することで体内の酸素消費→二酸化炭素産生が減少します．想像の域になりますが，若干の PEEP と気道浄化は無気肺を減少させるかもしれません．いずれも $PaCO_2$ を減少させることになります．つまり，HFNC は**高二酸化炭素血症を改善させる**ことができるのです．

　もちろん，圧によって強力に換気を補助する NPPV や人工呼吸器などと比較すればその効果は限定的ですが，少なくとも標準酸素療法よりは上です．忍容性が高い（不快感が少ない）こともメリットになります．

　HFNC は CO_2 ナルコーシスを防ぐこともできます．

　CO_2 ナルコーシスは，「慢性高二酸化炭素状態にある患者へ酸素投与をすることで，定常状態よりも高酸素となり CO_2 が貯留して意識障害に至る」というメカニズムで発症します．「定常状態より高酸素となり CO_2 が貯留」する機序としては以下の 3 つが考えられています[14]．

- 換気ドライブの低下

　　　一番有名な機序．

　　　換気ドライブは通常低酸素と高二酸化炭素で生じるが，慢性的に二酸化炭素が高いと，換気ドライブは低酸素のみになる．この低酸素を解消して高酸素にしてしまうと換気ドライブが低下する．

- 低酸素性肺血管収縮の阻害
- Haldane 効果の関与

　機序の詳細は参考文献に譲りますが，**CO_2 ナルコーシスを防ぐには不用意に高酸素にしない**ことが重要です．

　症例を考えてみます．

　肺炎で入院した COPD 患者．日中は 1 秒で 500 mL を吸気しており，鼻カニューラで酸素 4 L/min を投与されています．夜間は不眠のため睡眠薬が投与され，1 秒で 300 mL を吸気する弱い呼吸になりました．

　FiO_2 はどう変化するでしょうか？

▶日中

鼻カニューラで酸素 4 L/min，1 秒で 500 mL の吸気，計算すると F_IO_2 は 0.37 です 図20．

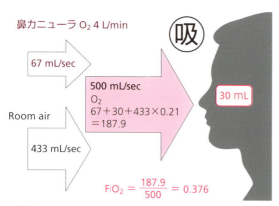

図20

▶夜間

鼻カニューラで酸素 4 L/min，1 秒で 300 mL の弱い吸気，計算すると F_IO_2 は 0.48 です 図21．

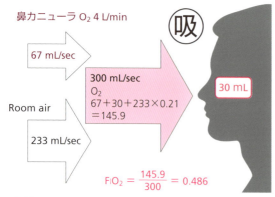

図21

SECTION 01
吸入酸素濃度

このように，標準酸素療法では同じ酸素流量でも弱い呼吸（一回換気量が少ない，吸気流速が遅い）では FiO_2 が上昇するため，何らかの原因で呼吸が弱くなった場合に不用意に高酸素になってしまう危険があります．

その点，HFNC は呼吸が弱くなっても FiO_2 は変わらず高酸素になることを避けられます．FiO_2 を規定できるという特徴は，酸素化を改善させる場合よりも高酸素を避ける場合に役立つものだと筆者は考えています．

さらに，死腔の洗い出し効果や吸気の後押し効果をもつ HFNC は，CO_2 を低下させる作用を持つため CO_2 ナルコーシスの予防には理想的と言えます．「HFNC みたいな機械で大量に酸素を投与すると CO_2 ナルコーシスになるから，COPD 患者には使わない方がいい」という声を耳にしたことがありますが，これは全くの誤解です．

コストなどの問題もあるので全ての COPD 患者に HFNC というわけにはいきませんが，FiO_2 を規定できる HFNC は不用意な高酸素を避けることができるということを覚えておいてください．

高流量酸素療法（HFNC）のポイント

- HFNC は FiO_2 を規定することができる
- HFNC で FiO_2 を規定するためには患者の吸気以上の流量に設定する必要がある
- HFNC は高二酸化炭素性呼吸不全や CO_2 ナルコーシスにも有効である

memo 高濃度と高流量

酸素 10 L/min など大きな酸素流量を「高流量」と表現されていることがありますが正しくありません．基本的に酸素療法における高流量は 30 L/min 以上です．それ以下は低流量なのです．

一方，リザーバーマスク・酸素 10 L/min などを「高濃度」と表現しますが，これは流量ではなく吸入気酸素「濃度」＝FiO_2 が高いという意味です．高濃度に明確な定義はありません．ただし，高濃度酸素性肺障害(hyperoxic acute lung injury: HALI) は，FiO_2 0.6 以上に長時間に曝露されるときに生じやすいと言われており[15]，一般的には $FiO_2 \geqq 0.6$ を高濃度と考えてよさそうです．

リザーバーマスクを用いることにより標準酸素療法でも「高濃度」酸素を投与することはできます．ただし，標準酸素療法は「高流量」酸素療法ではありません．

第1章　呼吸・循環

memo S/F ratio

S/F ratio＝$\dfrac{SpO_2}{FIO_2}$ です.

S/F ratio（S/F 比）はコロナ禍で耳にすることが多くなったかもしれません.

以前は FIO_2 が規定できる酸素療法は人工呼吸器（NPPV 含む）くらいでした. そして，人工呼吸器を使用するような患者には A line（動脈カテーテル）が挿入され頻回に PaO_2 が測定できていました. そのため酸素化の指標においては P/F ratio が王道となっていましたが，

- SpO_2 は非侵襲的に測定できること
- FIO_2 が規定できる HFNC が普及したこと

などの理由から S/F ratio の使用機会が増えてきています.

S/F ratio を使用した新たな ARDS 基準[16] 表3 が提唱されており，現在のベルリン基準が今後変更になる可能性もあります.

ただし，SpO_2 は末梢循環や測定環境などに影響されること，HFNC の FIO_2 は患者の吸気次第で規定値より低下するかもしれないことには注意が必要です.

表3

	挿管されていない	挿管されている	医療資源が限られている
酸素化	$PaO_2/FIO_2 \leqq 300$ 　or $SaO_2/FIO_2 \leqq 315$ （$SpO_2 \leqq 97\%$） ＜条件＞ HFNC≧30 L/min 　or NIV/CPAP で PEEP≧5 cmH$_2$O	$PaO_2/FIO_2 \leqq 300$ 　or $SaO_2/FIO_2 \leqq 315$ （$SpO_2 \leqq 97\%$）	$SaO_2/FIO_2 \leqq 315$ （$SpO_2 \leqq 97\%$） PEEP や酸素流量は問わない ＊推定 FIO_2 ＝0.21＋0.03×酸素（L/min）

(Matthay MA, et al. Am J Resp Crit Care Med. 2023; 207: A6229[16] より改変)

SECTION 01
吸入酸素濃度

≪参考文献≫

[1] ARDS Definition Task Force; Ranieri VM, et al. The ARDS definition task force: Acute respiratory distress syndrome. The Berlin definition. JAMA. 2012; 307: 2526-33.

[2] Dorrell RG, et al. Do red and green make brown?: perspectives on plastid acquisitions within chromalveolates. Eukaryot Cell. 2011; 10: 856-68.

[3] 星　拓男．オキシマスク及び顔面単純マスクによる酸素投与時の吸入酸素分圧および二酸化炭素分圧．日本集中治療医学会雑誌．2013: 20: 643-4.

[4] World Meteorological Organization. https://wmo.int/news/media-centre/greenhouse-gas-concentrations-hit-record-high-again（2024 年 1 月 2 日閲覧）

[5] Jeffrey AA, et al. Should we judge a mask by its cover? Thorax. 1992; 47: 543-6.

[6] Nishimura M. High-flow nasal cannula oxygen therapy in adults: physiological benefits, indication, clinical benefits, and adverse effects. Respir Care. 2016; 61: 529-41.

[7] Parke RL, et al. The effects of flow on airway pressure during nasal high-flow oxygen therapy. Respir Care. 2011; 56: 1151.

[8] Parke R, et al. Nasal high-flow therapy delivers low level positive airway pressure. Br J Anaesth. 2009; 103: 886.

[9] Roca O, et al. High-flow oxygen therapy in acute respiratory failure. Respir Care. 2010; 55: 408.

[10] Bräunlich J, et al. Nasal highflow improves ventilation in patients with COPD. Int J Chron Obstruct Pulmon Dis. 2016; 11: 1077-85.

[11] Williams R, et al. Relationship between the humidity and temperature of inspired gas and the function of the airway mucosa. Crit Care Med. 1996; 24: 1920.

[12] Hasani A, et al. Domiciliary humidification improves lung mucociliary clearance in patients with bronchiectasis. Chron Respir Dis. 2008; 5: 81-6.

[13] Frat JP, et al. High-flow oxygen through nasal cannula in acute hypoxemic respiratory failure. N Engl J Med. 2015; 372: 2185-96.

[14] 金井克樹, 他．二酸化炭素の生理学．INTENSIVIST．2020; 12: 55-65.

[15] Kallet RH, et al. Hyperoxic acute lung injury. Respir Care. 2013; 58: 123-41.

[16] Matthay MA, et al. A new global definition of acute respiratory distress syndrome. Am J Resp Crit Care Med. 2023; 207: A6229.

SECTION 02

肺胞気式

$$P_{A}O_2 = (P_B - P_{H_2O}) \times F_IO_2 - \frac{P_aCO_2}{R}$$

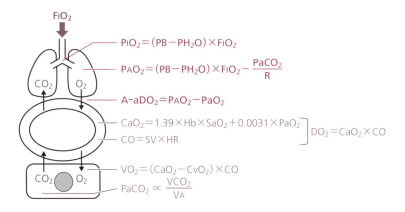

　有名な肺胞気式ですが，この式を考える前に「Daltonの法則」と「真ん中の文字の表記」について説明します．

　Daltonの法則は高校の化学で習いました．分圧という言葉が出てきたら反射的に思い出せと高校の先生に言われた気がします．混合気体の全圧（P）は各成分気体の分圧（P_1, P_2, …P_n）の和に等しいというものです 図1 .

$$P = P_1 + P_2 + P_3 + \cdots + P_n$$

これがDaltonの法則です．

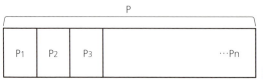

図1

SECTION 02
肺胞気式

もう一つ，真ん中の文字の表記についてです．**気体は大文字，液体は小文字**という決まりがあります．PaO_2は動脈血（artery）＝液体の酸素分圧なので，真ん中のa（artery）は小文字です．これに対してPAO_2は肺胞気（alveolar）＝気体の酸素分圧なので，真ん中のA（alveolar）は大文字です．SaO_2もSpO_2も血液の酸素飽和度を見ているので真ん中は小文字になっています．

それでは，FiO_2とFIO_2はどちらが正しいかわかりますか？　FIO_2との記載を目にすることも多いですが，吸入する気体の酸素濃度（fraction）を見ているのでFiO_2ではなくFiO_2です．

肺胞気式の成り立ち

肺胞気式は

$$PAO_2 = (PB - PH_2O) \times FiO_2 - \frac{PaCO_2}{R}$$

PB: 大気圧
PH_2O: 飽和水蒸気圧
R: 呼吸商

で表されます．

肺胞気式は肺胞気（気体）の酸素分圧（PAO_2）を求める計算式であり，PAO_2の真ん中の文字は大文字のA（alveolar）となっています．

肺胞気式は3段階に分けて導出します．

▶①大気

地球の大気は21％の酸素，78％の窒素，1％のその他（アルゴン，二酸化炭素: 0.04％など）で構成されています．ただし，その他は臨床的意義に乏しいので無視して，21％の酸素（$FiO_2＝0.21$），79％の窒素で考えていきましょう**図2**．

高度によって大気圧は異なりますが，海抜0m（大気圧は760mmHg）では
　　酸素分圧＝760×0.21≒160mmHg
　　窒素分圧＝760×0.79≒600mmHg
となります．
160＋600＝760でありDaltonの法則が成り立っています．

25

第1章 呼吸・循環

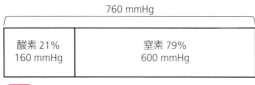
図2

仮に湿度（水蒸気圧）が存在すれば，760 mmHg から水蒸気圧を引いた残り（式で表すと $PB - PH_2O$）を酸素21％，窒素79％で分ける合うことになります 図3．

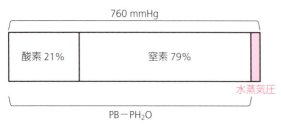
図3

このような大気（室内気）をヒトは吸入しています．

▶②吸入気

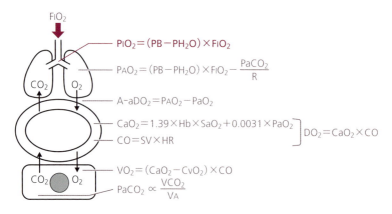

吸入した大気は肺胞に届くまでに「加湿」「調温」されます．

湿度0％の気体を吸入したとしても乾燥するのは口腔内や気管・気管支くらいで，肺胞へ到達する頃には湿度100％に加湿されます．同様に大気の温度も調整され，

SECTION 02
肺胞気式

肺胞に届く頃にはヒトの体温と同じ温度になります（体温より冷たければ加温され，暖かければ冷却されます）．**大気の湿度と温度に関わらず吸入した気体は肺胞に届く前に湿度100%，体温と同じ温度へ変化する**と考えます．

各温度における湿度100%の水蒸気圧を飽和水蒸気圧と呼びますが，37℃の気体の飽和水蒸気圧は47 mmHg です．
つまり，標準体温37℃ではヒトの吸入気は
酸素分圧＝150 mmHg（713×0.21）
窒素分圧＝563 mmHg（713×0.79）
飽和水蒸気圧＝47 mmHg
になります（図4）．

これが海抜0 m（大気圧760 mmHg），体温37℃（飽和水蒸気圧47 mmHg），室内気（F_IO_2＝0.21）における肺胞に届く前の吸入気であり，吸入気酸素分圧（P_IO_2）は150 mmHg と計算できるのです．

大気圧は高度によって変化し，飽和水蒸気圧は温度（体温）によって変化し，F_IO_2は酸素投与によって変化するので，一般化するとP_IO_2は下記の式で表せます．

$$P_IO_2 = (P_B - P_{H_2O}) \times F_IO_2$$

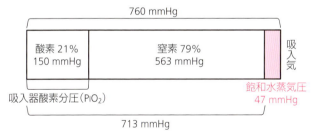

図4

第 1 章　呼吸・循環

▶③肺胞気

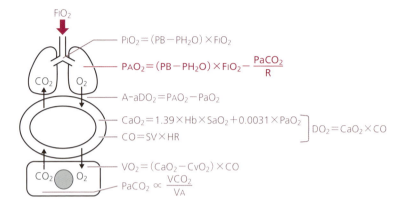

いよいよ求めたい肺胞気です．

吸入気が肺胞に入ると O_2 と CO_2 の交換が行われ，O_2 は肺胞から血液へ，CO_2 は血液から肺胞へ移動します．これが外呼吸です．

外呼吸が行われたあとの肺胞気を考えます．

通常，肺胞と血液では O_2 と CO_2 が 10：8 の比率で交換されます．O_2 10 個が肺胞から血液へ，CO_2 8 個が血液から肺胞へ移動するイメージです．この交換比率を呼吸商と呼び，10：8 の交換比率＝呼吸商 0.8 です．

P_AO_2 や P_ACO_2 は直接測定できませんが，PaO_2 や $PaCO_2$ は動脈血液ガス分析で測定できます．

O_2 は拡散しにくい気体なので様々な理由で P_AO_2 と PaO_2 には乖離が生まれます（この乖離を A-aDO$_2$ と呼びますが後述します）．

一方，CO_2 は非常に拡散能が高く（O_2 の 20 倍！），P_ACO_2 と $PaCO_2$ はほぼ一致します．また，吸入気の二酸化炭素分圧は 0 なので，外呼吸をした後の肺胞気に存在する CO_2 はすべて血液から肺胞に移動したものになります．つまり，

　　　肺胞気の P_ACO_2 ≒血液から肺胞に移動した CO_2 ≒$PaCO_2$

とみなすことができます．

さらに 10：8 の比率＝呼吸商 0.8 を用いることで肺胞に移動した CO_2 から血液に移動した O_2 を逆算することが可能で

　　　肺胞から血液に移動した $O_2 = P_ACO_2/0.8 = PaCO_2/0.8$

となります．

$PaCO_2$ の正常値は 40 mmHg なので肺胞から血液に移動した O_2 は 40/0.8＝50

SECTION 02
肺胞気式

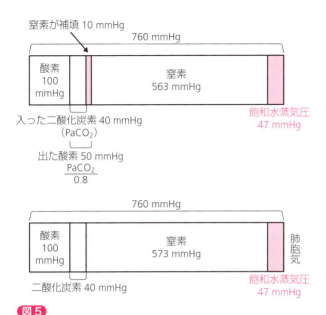

図5

mmHg．つまり，肺胞気の酸素分圧は 150−50＝100 mmHg となるのです．

さて，お気づきかもしれませんが肺胞に入った CO_2 40 mmHg，出た O_2 50 mmHg なので，全圧が 10 mmHg 下がってしまいます．この 10 mmHg はどうなるのでしょうか？　実は窒素は自由に生体内を行き来するので，窒素分圧が 10 mmHg 増えてこの差を埋めてくれます 図5 ．

これで P_AO_2＝100 mmHg が導出できました．

式を一般化します．

$$P_AO_2 = (P_B - P_{H_2O}) \times F_IO_2 - \frac{PaCO_2}{R}$$

P_AO_2 を求める肺胞気式の成り立ちが理解いただけたでしょうか．この式で注目したいのは，P_AO_2 は高度（大気圧），体温（飽和水蒸気圧），F_IO_2，$PaCO_2$，呼吸商で規定されるということです．あとで説明しますので覚えておいてください．

これまで吸気について見てきたので，最後に呼気について解説しておきます．
標準的なヒトの呼気は窒素 79％，酸素 17％，二酸化炭素 4％でした（memo: 地

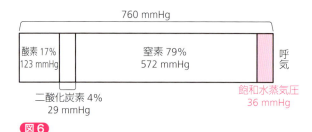

図6

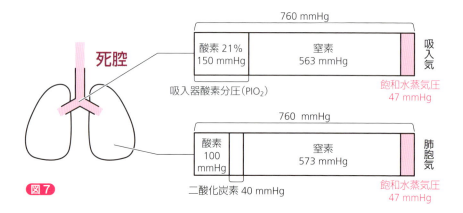

図7

球の二酸化炭素濃度, 呼気の二酸化炭素濃度). 体温37℃のヒトの呼気は温度32℃, 湿度100%と言われています[1]. この条件では飽和水蒸気圧＝36 mmHgとなり,
酸素分圧＝(760－36)×0.17＝123 mmHg
二酸化炭素分圧＝(760－36)×0.04＝29 mmHg
窒素分圧＝(760－36)×0.79＝572 mmHg
と計算できます.
123＋29＋572＋36＝760 mmHgとなっています 図6 .

　これを見て疑問に思うところはありませんか？　肺胞気よりも呼気の酸素分圧が高くなり（100→123 mmHg）, 二酸化炭素分圧が低く（40→29 mmHg）なっています.
　この原因は「死腔」です 図7 .
　死腔とは, 肺胞でのガス交換（外呼吸）に関与しない気道内の領域です. 口腔・鼻腔なども含め健常成人では2 mL/kg程度存在すると言われています[2]. 50 kgのヒトで100 mL程度です.

SECTION 02
肺胞気式

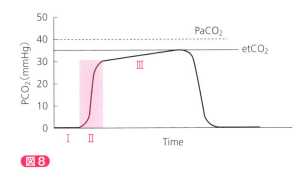
図8

　死腔にはガス交換がされていない吸入気が存在しており，呼気にはこの吸入気も含まれています．そのため，呼気は肺胞気と比較して酸素分圧が高く，二酸化炭素分圧が低くなるのです．
　呼気の組成は時相によって下記のように変化します．
Ⅰ：吸入気（ガス交換されていない）
Ⅱ：吸入気と肺胞気が混在
Ⅲ：ほとんどが肺胞気
　これを表しているのが呼気の二酸化炭素分圧を測定したカプノグラムです 図8 ．呼気終末二酸化炭素分圧（etCO₂）を測定する際に出てくる波形ですね．

　etCO₂の詳細は成書に譲りますが，気管挿管の確認や人工呼吸管理中のモニタリングとして測定する機会が多くなりました．死腔が多くなると呼気に含まれる吸入気の割合が増えるので，呼気二酸化炭素分圧が全体として低くなり，etCO₂とPaCO₂の乖離も大きくなります．
　ちなみに，先ほど計算した標準的なヒトの呼気（窒素79％，酸素17％，二酸化炭素4％）は二酸化炭素分圧29 mmHgなので第Ⅱ相の終わりから第Ⅲ相の始めに相当しています．

肺胞気式のポイント

- 肺胞気式は肺胞気（気体）の酸素分圧（P$_A$O₂）を求める計算式
- 吸入した気体は肺胞に届く前に湿度100％，体温と同じ温度へ変化する
- 肺胞では酸素：二酸化炭素＝10：8で交換される（呼吸商＝0.8）
- P$_A$O₂は高度（大気圧），体温（飽和水蒸気圧），FiO₂，PaCO₂，呼吸商で規定される

肺胞気-動脈血酸素分圧較差（A-aDO₂）

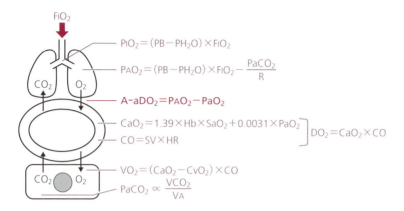

P_AO_2といつも一緒に出てくるのが A-aDO₂（alveolar-arterial oxygen difference）です．A-aDO₂を計算するためにP_AO_2を求めていると言っても過言ではありません．

$$A\text{-}aDO_2 = P_AO_2 - PaO_2$$

で計算され，その名の通り肺胞気と動脈血の酸素分圧の差を見ています．O₂は拡散しにくい気体なので，肺胞-血液間のガス交換に障害が生じると$P_AO_2 \gg PaO_2$となり，A-aDO₂は開大します．

つまり，A-aDO₂は肺胞レベルのガス交換障害を反映する酸素化の指標と言えます．

＊前述のように CO₂は O₂の 20 倍も拡散しやすい気体なので，$P_ACO_2 ≒ PaCO_2$とみなします．仮に A-aDCO₂というものを計算すれば 0 になります．

A-aDO₂の意義を考えるために呼吸不全の病態について説明します．

呼吸不全の病態は，換気血流不均衡（V/Q ミスマッチ），シャント，拡散障害，肺胞低換気の 4 つで説明されます 表1 ．

▶①換気血流不均衡（V/Q ミスマッチ）

肺胞での換気（V）と血流（Q）の平均が 1：1 となっている状態（V/Q＝1）が最もガス交換の効率が良い状態です．この V/Q＝1 のバランスが崩れることにより酸素化が障害されるのが V/Q ミスマッチです．V/Q ミスマッチには high V/Q（V/

表1 呼吸不全の病態

	換気血流不均衡			シャント		拡散障害	肺胞低換気
	high V/Q	V/Q=1	low V/Q	capillary	anatomical		
	Q↓		V↓	V=0			肺全体としてV↓
A-aDO$_2$	↑	→	↑	↑	↑	↑	→
PaCO$_2$	→ (過換気で代償できれば)	→	→ (過換気で代償できれば)	→ (過換気で代償できれば)	→ (過換気で代償できれば)	→	↑
酸素への反応	↑		↑	↑		↑	↑
PEEPへの反応			→	↑ (含気が改善すれば)	→		→
代表的疾患	肺血栓塞栓症 COPD 喘息	〈正常〉	肺炎 ARDS 心不全	肺炎 ARDS 心不全	心房中隔欠損 心室中隔欠損 肺動静脈瘻	間質性肺炎	神経筋疾患 薬物中毒

肺炎，ARDS，心不全では low V/Q，シャントどちらの病態も呈する.

PEEP: 呼気終末陽圧

日本集中治療医学会，編. 3 急性呼吸不全. 臨床工学技士集中治療テキスト. シービーアール; 2019. p.45-53

Q>1) と low V/Q（V/Q<1）の 2 つの方向性があります.

代表疾患として，

- V/Q>1…Q が低下する肺塞栓
- V/Q<1…V が低下する肺炎・ARDS・心不全

が挙げられます.

V/Q ミスマッチはもっとも頻度の高い呼吸不全の病態です.

▶②シャント

　シャントは肺胞換気が完全になくなった状態（V=0）であり，low V/Q の極限の状態と言えます．V/Q ミスマッチと同じ軸にはありますが，シャントは酸素投与への反応が非常に悪いことから別病態として扱われます.

＊なぜシャントで酸素投与への反応が悪くなるのかについては，血液の酸素含有量に関する理解が必要なので次項「SECTION 03　酸素含有量」で説明します.

　代表疾患は V/Q<1 となる肺炎・ARDS・心不全による肺胞の閉塞です.

　シャントを臨床的に実感できるのは酸素投与に反応しない低酸素です.

　喀痰の多い患者が急に低酸素になった場合，喀痰による気管支閉塞から無気肺になっていることが多いです．この場合，いくら酸素投与しても酸素化は良くなりませんが，喀痰閉塞が解除されると速やかに改善します．まさに，シャントの病態です.

呼吸不全の原因がシャントである場合，酸素投与は有効でなくシャント解除が唯一の解決策になります．人工呼吸管理中であればPEEPを高く設定して肺炎・ARDSによる無気肺を予防することもあります．

③拡散障害

O_2が肺胞から肺胞上皮・間質・血管内皮を通過して血中へ移行することを拡散と呼びます．この過程の障害が拡散障害です．

代表疾患は間質が障害される間質性肺炎です．

拡散障害を臨床的に実感できるのは労作時の低酸素です．

拡散障害のない肺ではO_2の拡散に0.25秒かかります．血液が肺毛細血管を通過する時間（＝肺胞とガス交換できる時間）は，安静時で0.75秒とされています．この関係を図9に示します．

拡散障害がなければ，余裕をもってO_2は拡散できます．

拡散障害が小さければ，安静時は低酸素になりません．ただし，労作などにより心拍出量が増加し，血液が肺毛細血管を通過する時間が短くなると低酸素に陥ります．

拡散障害が大きければ，安静時も低酸素になりますが，労作時にはさらに低酸素が顕在化します．

このように，拡散障害では労作時に低酸素が生じやすくなります．

そのため，間質性肺炎などの**拡散障害を有する患者では，安静時だけでなく労作時の酸素化を評価することが重要**です．

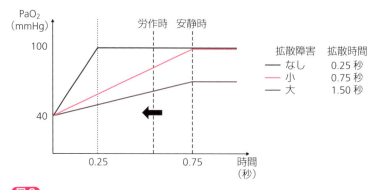

図9

SECTION 02
肺胞気式

▶④肺胞低換気

　肺全体として十分なガス交換が行えるだけの肺胞換気量が得られず，低酸素と高二酸化炭素血症をきたします．

　前述の換気血流不均衡やシャントでは，部分的には二酸化炭素排泄障害は生じますが，代償性過換気により肺全体としての換気が保証されれば高二酸化炭素血症に至ることはほとんどありません．拡散障害でも酸素の 20 倍拡散しやすい二酸化炭素が問題になることはありません．そのため，**高二酸化炭素血症は肺胞低換気の特徴の一つ**と言えます．

　肺胞低換気の代表疾患としては呼吸中枢の障害，呼吸筋に関連する神経・筋障害などが挙げられます．いわゆる II 型呼吸不全（高二酸化炭素性呼吸不全）を呈する疾患です．

　さて，この肺胞低換気で重要なのは肺胞と血液のガス交換には問題がないことです．問題があるのは肺胞換気量だけです．そのため，**肺胞低換気では肺胞レベルのガス交換障害を反映する $A\text{-}aDO_2$ は上昇しません**．これが，他の病態（換気血流不均衡，シャント，拡散障害）との大きな差です．

　$A\text{-}aDO_2$ に話を戻します．

　繰り返しになりますが $A\text{-}aDO_2$ は肺胞レベルでのガス交換障害を反映して上昇します．では，正常な肺で $A\text{-}aDO_2 = 0$ になるかというとそうではありません．健常肺にもシャントや換気血流不均衡が存在するため，ある程度 $A\text{-}aDO_2$ は開大し，

正常値
$A\text{-}aDO_2 \leqq 10\ mmHg$

と言われています．

加齢や喫煙により $A\text{-}aDO_2$ が増加することは有名で，

- $A\text{-}aDO_2 =$ 年齢×0.3，（年齢＋10）/4，年齢/4＋4
- 喫煙歴があると $A\text{-}aDO_2 \leqq 20\ mmHg$ が正常範囲

という正常値の指標もあります．

　いずれにしても，$A\text{-}aDO_2 > 30\ mmHg$ であれば明らかなガス交換障害があると判断してよいと思います．

第1章　呼吸・循環

memo 健常肺にもシャント？

　健常肺にもシャントが存在し，生理学的シャントと呼ばれます．この生理学的シャントが健常人でも A-aDO$_2$ が開大する原因です．

　有名な生理学的シャントは次の2つです．

- **テベシウス静脈**: 冠状静脈から心内腔に直接流れる小さな静脈．通常は右心房に流入しますが，一部は左心系に流入し，これが右→左シャントになります．

- **気管支動静脈**: 大動脈/肋間動脈/鎖骨下動脈から分岐→気管支動脈→気管を栄養→気管支静脈→肺静脈へ流入し，これが右→左シャントとなります．
　健常人のシャント血流は心拍出量の2〜8%と言われています[3,4]．

架空の症例ですが，A-aDO$_2$の意義を理解するために計算をしてみます．

症例 1

25歳男性．処方された睡眠薬を大量に服薬して来院した．

既往歴: うつ病

喫煙歴: なし

JCS: 200, SpO$_2$: 88%（room air），BP: 120/80, HR: 70, RR: 10, BT: 37.0

動脈血液ガス

　　PaO$_2$　　55 mmHg

　　PaCO$_2$　　68 mmHg

標高0 m，呼吸商0.8

$$P_{AO_2} = (P_B - P_{H_2O}) \times F_{IO_2} - \frac{PaCO_2}{R}$$

$$= (760 - 47) \times 0.21 - \frac{68}{0.8}$$

$$= 65$$

$$\text{A-aDO}_2 = P_{AO_2} - PaO_2$$

$$= 65 - 55$$

$$= 10$$

動脈血液ガスの結果からはⅡ型呼吸不全（高二酸化炭素性呼吸不全）ですが，A-

SECTION 02
肺胞気式

aDO$_2$を計算すると正常範囲です.
　この呼吸不全の原因はなんでしょうか？

A-aDO$_2$が開大しない呼吸不全なので，肺胞低換気が原因と考えられます.

症例 2

45 歳男性. 処方された睡眠薬を大量に服薬して来院した.
既往歴: うつ病
喫煙歴: なし
JCS: 200，SpO$_2$: 88%（room air），BP: 120/80，HR: 70，RR: 12，BT: 37.0
動脈血液ガス
　　PaO$_2$　　55 mmHg
　　PaCO$_2$　　48 mmHg
標高 0 m，呼吸商 0.8

$$
P_{A}O_2 = (PB - PH_2O) \times FiO_2 - \frac{PaCO_2}{R}
$$
$$
= (760 - 47) \times 0.21 - \frac{48}{0.8}
$$
$$
= 90
$$
$$
A\text{-}aDO_2 = P_{A}O_2 - PaO_2
$$
$$
= 90 - 55
$$
$$
= 35
$$

　症例 1 と同じく動脈血液ガスの結果からはⅡ型呼吸不全（高二酸化炭素性呼吸不全）ですが，A-aDO$_2$を計算すると 35 mmHg と開大しています.
　この呼吸不全の原因はなんでしょうか？
　症例 2 は PaCO$_2$が上昇しているので肺胞低換気はありますが，A-aDO$_2$が開大しているのでそれ以外の病態も存在しているはずです. 意識障害による肺胞低換気に誤嚥性肺炎（換気血流不均衡・シャント）を合併するとこのパターンになります.
　同じような症例でも A-aDO$_2$を計算することで病態の考察が深まるのです.

JCOPY 498-00106

さて，このように呼吸不全を読み解く上で有益そうな A-aDO$_2$ ですが，実際はあまり役に立ちません．呼吸不全においては複数の病態が混在することが多く，ほとんどの場合 A-aDO$_2$ は開大しているからです．A-aDO$_2$ を計算してプラクティスが変わった！　と言える場面に遭遇することはないかもしれません．

それでも，A-aDO$_2$ の概念を知ることは重要だと思っています．
- A-aDO$_2$ があまり開大していない→低換気がメインだよね
- A-aDO$_2$ がすごく開大している　→やっぱり肺のガス交換が悪いよね

という予測ができるからです．

生理学や計算式によって求められる結果は完全ではありませんが，臨床を読み解く手助けはしてくれるのです．

ちなみに，A-aDO$_2$ は原則として室内気での呼吸において評価します．これは，シャントがあると，酸素を投与して FiO$_2$ が上昇（P$_A$O$_2$ が上昇）するだけで A-aDO$_2$ が開大する[5]ためです 図10．そして健常肺にも 10％未満ではありますがシャントが存在します．酸素投与による FiO$_2$ 上昇が A-aDO$_2$ の評価に影響を与えるので，A-aDO$_2$ は室内気で評価するのがお作法なのです．

逆に高所など低圧環境では P$_A$O$_2$ が低下することで A-aDO$_2$ が低下することも知られています[6,7]．低圧環境における P$_A$O$_2$ については後述します．

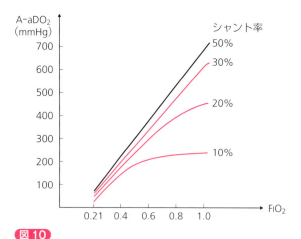

図10

(Torda TA. Anaesth Intensive Care. 1981; 9: 326-30[5] より改変)

SECTION 02
肺胞気式

A-aDO$_2$のポイント

- A-aDO$_2$は肺胞レベルのガス交換障害を反映する酸素化の指標
- 呼吸不全の病態は，換気血流不均衡，シャント，拡散障害，肺胞低換気
- 換気血流不均衡が最も多い病態
- シャントを臨床的に実感できるのは酸素投与に反応しない低酸素
- 拡散障害を臨床的に実感できるのは労作時の低酸素
- 肺胞低換気では二酸化炭素が貯留し A-aDO$_2$が上昇しない
- A-aDO$_2$は室内気で評価する

PAO$_2$に影響する因子

PAO$_2$の式に話を戻します．下記の式からもわかるように，PAO$_2$は高度（大気圧），体温（飽和水蒸気圧），FIO$_2$，PaCO$_2$，呼吸商で規定されるのでした．これらの条件が変化した場合のPAO$_2$について考えてみます．

$$PAO_2 = (PB - PH_2O) \times FIO_2 - \frac{PaCO_2}{R}$$

▶低圧環境

高度が上がると大気圧は低下します．臨床で低圧が問題になるのはいつでしょうか？

日本ではほとんどの医療機関が標高1000 m以下にあります．ドクターヘリは概ね500 m上空を運航するようです．旅客機は10000 m上空を運航しますが，気圧を調節する装置（与圧装置）により標高2000 m相当に調整されています．疾患を抱える患者が登ることは考えにくいですが，日本最高峰の富士山は3776 mです．

高度と気圧の関係を 表2 に示します．正確には気圧には気温も影響するのでおおまかな換算表だと思ってください．

これをもとに PAO$_2$と PaO$_2$を計算してみます．

第1章 呼吸・循環

高度500 m（ドクターヘリ）

$$P_AO_2 = (718-47) \times 0.21 - \frac{40}{0.8}$$
$$= 140.9 - 50$$
$$= 90.9 \text{ mmHg}$$

A-aDO$_2$ 10 mmHg として，
PaO$_2$＝80.9 mmHg になります．

この程度ではあまり臨床的な問題
はなさそうです．

表2

高度（m）	気圧（mmHg）	
0	760	
500	718	←ドクターヘリ
1000	677	
2000	602	←飛行機
3776	486	←富士山

高度2000 m（飛行機）

$$P_AO_2 = (602-47) \times 0.21 - \frac{40}{0.8}$$
$$= 116.6 - 50$$
$$= 66.6 \text{ mmHg}$$

A-aDO$_2$ 10 mmHg として，PaO$_2$＝56.6 mmHg

立派な呼吸不全です．

しかし，実際にはここまで低酸素になるような状況では呼吸中枢が刺激され換気量が増加して PaCO$_2$ が低下します．PaCO$_2$＝30 mmHg とすると

$$P_AO_2 = (602-47) \times 0.21 - \frac{30}{0.8}$$
$$= 116.6 - 37.5$$
$$= 79.1 \text{ mmHg}$$

A-aDO$_2$ 10 mmHg として，PaO$_2$＝69.1 mmHg

なんとか酸素化は維持できることになりました．

換気量増加により PaCO$_2$ が低下することで P$_A$O$_2$ が上昇することが肺胞気式からわかります．

一般的に換気量増加は CO$_2$ 低下と紐づけられることが多いですが，実は P$_A$O$_2$（PaO$_2$）を上昇させる方向にも働きます．低酸素で換気ドライブがかかることは，過換気により低酸素を改善させようとする代償反応であると考えることができるのです．

40

JCOPY 498-00106

SECTION 02
肺胞気式

memo 過換気症候群と PaO_2

　過換気症候群は不安や緊張などの精神的ストレスが原因で過換気になる状態です．

　過換気症候群の典型的な血液ガスは想像できますか？

　過換気により $PaCO_2$ が 16 mmHg まで低下している患者の肺胞気式から考えてみます．（室内気，標高 0 m，体温 37℃，呼吸商 0.8 の条件下）

$$P_AO_2 = (760 - 47) \times 0.21 - \frac{16}{0.8} = 130$$

A-aDO_2 10 mmHg として，$PaO_2 = 120$ mmHg です．

　このように，**過換気症候群では $PaCO_2$ 低下だけでなく PaO_2 上昇も典型的な所見**です．

　では，過換気症候群なのに PaO_2 が上昇していない場合は何を考えるべきでしょうか．

　前述の過換気症候群の患者の動脈血液ガス分析結果が

　　PaO_2 ：90 mmHg

　　$PaCO_2$: 16 mmHg

でした．一見すると酸素化には問題なさそうです．しかし，肺胞気式から A-aDO_2 を計算すると下記のようになります．

$$P_AO_2 = (760 - 47) \times 0.21 - \frac{16}{0.8} = 130$$

A-a$DO_2 = 130 - 90 = 40$

A-aDO_2 40 mmHg であり明らかにガス交換に障害をきたしています．換気血流不均衡・シャント・拡散障害の存在を考えるべきです．

　若年女性が過換気で救急外来を受診．過換気症候群と思っていたら，抗リン脂質抗体症候群を背景とした肺塞栓症だったなんてこともあります．

**　過換気症候群なのに PaO_2 が高くない→呼吸不全？**

と考えてください．

　参考までに，正常 A-aDO_2 における PaO_2 と $PaCO_2$ の関係を 図11 に示しています．

41

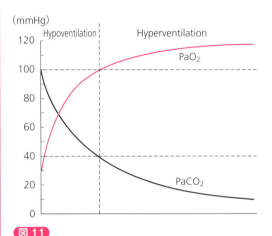

図11
(Petersson J, et al. Eur Respir J. 2014; 44: 1023-41[3]より改変)

＊過換気症候群なのに pH が高くない場合は代謝性アシドーシスの存在を考えます．
サリチル酸中毒と過換気症候群の合併がこのパターンです．

　もう少し飛行機の話を掘り下げてみます．
　飛行機内では標高 2000 m 相当の低圧環境になるため PaO_2 が低下します．もともと酸素化に障害がある呼吸不全の患者は注意が必要です．健常人であれば換気量を増加させ PaO_2 を上昇させることができるのですが，このような代償をできない換気障害を有する患者（神経筋疾患など）も注意が必要です．さらに，低酸素に対する代償は換気だけでなく心拍出量（心拍数，心収縮）を増加させ組織への酸素供給を増やすことでも行われるため，心機能障害を有する患者も安心はできません．重症貧血でも酸素供給が障害されるので，低酸素への予備力がありません．
＊酸素供給については「section 05　酸素供給量」で解説します．
　つまり，**酸素化障害，換気障害，心機能障害，重症貧血では飛行機の搭乗に際して注意が必要**になってきます．このような情報は各航空会社のホームページにも掲載されています[8]．自分の患者に，「飛行機乗っていいですか？」と聞かれた時にこの話を思い出してください．

SECTION 02
肺胞気式

高度3776 m（富士山頂）

$$P_AO_2 = (486-47) \times 0.21 - \frac{20}{0.8}$$
$$= 92.2 - 25$$
$$= 67.2 \text{ mmHg}$$

　換気代償で$PaCO_2 = 20$ mmHg にしても，A-aDO$_2$ 10 mmHg であればPaO_2 = 57.6 mmHg とかなり低くなります．ここまでくれば，心拍出量を必死に上げて頑張ってカバーしていくしかありません．筆者も富士山に登ったことがありますが，山頂近くでは呼吸困難とともに呼吸数・脈拍数の増加を実感しました．

▶高圧環境

　臨床的に問題となる高圧環境は，高気圧酸素療法と水中（減圧症）です．
＊「SECTION 05　酸素供給量」で解説します．

▶体温（飽和水蒸気圧）

　体温が変動すると肺胞気の飽和水蒸気圧が変化します **表3**．
　体温異常でどれくらいP_AO_2が変化するか，計算してみましょう．
＊体温以外の条件は一定とします．

体温26℃　$P_AO_2 = (760-25) \times 0.21 - \dfrac{40}{0.8}$
$$= 154 - 50$$
$$= 104 \text{ mmHg}$$

体温37℃　$P_AO_2 = (760-47) \times 0.21 - \dfrac{40}{0.8}$
$$= 150 - 50$$
$$= 100 \text{ mmHg}$$

体温40℃　$P_AO_2 = (760-55) \times 0.21 - \dfrac{40}{0.8}$
$$= 148 - 50$$
$$= 98 \text{ mmHg}$$

表3

温度 （℃）	飽和水蒸気圧 （mmHg）
26	25
30	32
34	40
37	47
40	55

臨床で遭遇する範囲の体温異常ではP_AO_2はほとんど変化していません．
P_AO_2に対する体温（飽和水蒸気圧）の影響は無視してよいと考えられます．

第1章　呼吸・循環

▶呼吸商

　全体の呼吸商は 0.8 として計算しますが，三大栄養素の呼吸商はそれぞれ異なった値になっています．

　　　糖質　　　　1.0
　　　たんぱく質　0.8
　　　脂質　　　　0.7

　実際にはどれか一つの栄養素だけを代謝することは考えにくいですが，極端な場合を想定してそれぞれの呼吸商で P_AO_2 を計算してみます．

呼吸商 1.0　$P_AO_2 = (760-47) \times 0.21 - \dfrac{40}{1.0}$
　　　　　　　　　$= 150 - 40$
　　　　　　　　　$= 110 \ mmHg$

呼吸商 0.8　$P_AO_2 = (760-47) \times 0.21 - \dfrac{40}{0.8}$
　　　　　　　　　$= 150 - 50$
　　　　　　　　　$= 100 \ mmHg$

呼吸商 0.7　$P_AO_2 = (760-47) \times 0.21 - \dfrac{40}{0.7}$
　　　　　　　　　$= 150 - 57$
　　　　　　　　　$= 93 \ mmHg$

極端な呼吸商になったとしても大きく変動はしていません．
P_AO_2 に対する呼吸商の影響は無視してよいと考えられます．

　P_AO_2 に影響する因子を見てきました．
　大気圧の影響は大きく，高山や飛行機搭乗に相当する低圧環境では P_AO_2 が呼吸不全レベルまで低下します．ただし，過換気による $PaCO_2$ 低下で代償できる範疇です．これに対して，体温と呼吸商の影響はほとんどなく，臨床的には無視しても問題ありません．
　我々が P_AO_2 を最も簡単に変化させる方法は，酸素投与により F_IO_2 を上昇させることです．F_IO_2 を 0.21→0.3 に上昇させるだけで，P_AO_2 は 100→164 mmHg まで上昇します．

44

SECTION 02
肺胞気式

$$P_AO_2 = (760-47) \times 0.3 - \frac{40}{0.8}$$
$$= 214 - 50$$
$$= 164 \text{ mmHg}$$

酸素投与は P_AO_2 に強い影響力を持っているのです．

P_AO_2 に影響する因子のポイント

- 低圧環境により P_AO_2 は低下するが，換気量増加（$PaCO_2$ 低下）で代償できる
- 体温（飽和水蒸気圧）や呼吸商は P_AO_2 にほとんど影響しない
- FiO_2 を上げることで容易に P_AO_2 は上昇する

memo 換気応答を決めるのは O_2 か CO_2 か？

　低圧環境において PaO_2 低下を換気量増加で代償すると説明しました．O_2 低下こそが呼吸困難を生じさせ，換気応答（呼吸数や一回換気量の増加）を誘発する主役のように思われがちですが，実は CO_2 の方が重要な役割を担っています．

　分時換気量を縦軸，PaO_2 と $PaCO_2$ を横軸にした 図12 を示します[9,10]．

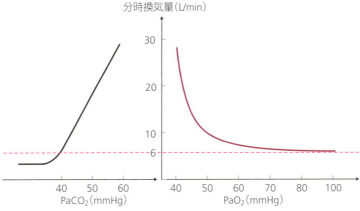

図12
(West JB. West's Respiratory Physiology: the Essentials. 10th ed. Wolters Kluwer; 2015[9]，Hall JE. Guyton and Hall Textbook of Medical Physiology, 13th ed. Elsevier; 2015[10] より一部改変)

第1章　呼吸・循環

　分時換気量は$PaCO_2$が正常値である 40 mmHg を超えると，$PaCO_2$に比例して増加します．この傾きは 2 L/min/mmHg 程度とされています[9]．一方で，PaO_2は呼吸不全レベルの 60 mmHg まで低下しないと強い換気応答はかかりません．

　この **図12** より換気応答に関しては O_2 よりも CO_2 の方が鋭敏であると理解できます．

　簡単にこの現象を体験できる例を紹介します．

　パルスオキシメーターをつけて息を止めてみてください．SpO_2がほとんど低下しなくてもかなり息苦しくなると思います．

　また，法的脳死判定における無呼吸テストでは$PaCO_2$が 60 mmHg 以上になっても自発呼吸がないことを確認するという基準があります．O_2ではなくCO_2です．

≪参考文献≫

[1] 磨田　裕．気道の給湿療法．In: 三学会合同 呼吸療法士委員会，編．呼吸療法テキスト．東京: 克誠堂出版; 1992．p.139-46．

[2] Nunn JF. Distribution of pulmonary ventilation and perfusion. In: Lumb AB, editor. Nunn's applied respiratory physiology 6th ed. Philadelphia: Elsevier; 2005. p.119.

[3] Petersson J, et al. Gas exchange and ventilation-perfusion relationships in the lung. Eur Respir J. 2014; 44: 1023-41.

[4] Ito K, et al. Cut-off value for normal versus abnormal right-to-left shunt percentages using (99m) Tcmacroaggregated albumin. Nucl Med Commun. 2011; 32: 936-40.

[5] Torda TA. Alveolar-arterial oxygen tension difference: a critical look. Anaesth Intensive Care. 1981; 9: 326-30.

[6] Wagner PD, et al. Operation Everest II: pulmonary gas exchange during a simulated ascent of Mt. Everest. J Appl Physiol (1985). 1987; 63: 2348-59.

[7] Hammond MD, et al. Pulmonary gas exchange in humans during normobaric hypoxic exercise. J Appl Physiol (1985). 1986; 61: 1749-57.

[8] JAPAN AIRLINES．航空機内の環境について．
https://www.jal.co.jp/jalpri/aircraft/environment.html.(2024 年 1 月 2 日閲覧)

[9] West JB. West's Respiratory Physiology: the Essentials. 10th ed. Philadelphia: Wolters Kluwer; 2015.

[10] Hall JE. Guyton and Hall Textbook of Medical Physiology, 13th ed. Philadelphia: Elsevier; 2015.

SECTION 03

動脈血酸素含有量
$CaO_2 = 1.39 \times Hb \times SaO_2 + 0.0031 \times PaO_2$

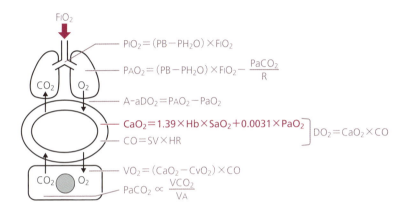

　ここまで，FiO_2，PiO_2，PAO_2，$A-aDO_2$ の順番で吸入した酸素が血液に入るまでの「呼吸」の式をみてきました．
　これからは，酸素が血液に乗せられて組織に届けられるまでの「循環」の式を見ていきます．
　まずは，どれくらいの酸素が血液に含まれるかについてです．

■ 動脈血酸素含有量（CaO_2）の式

　肺から血液にどのくらいの酸素が移動したのか？
　どれくらいの酸素が血液に乗せられて組織に届けられるのか？

　これを考える上で重要なのが，動脈血酸素含量（CaO_2: arterial oxygen content）です．単位は mL/dL であり，血液 100 mL（100 mL＝1 dL）中に含まれる酸素量を示しています．

第 1 章 呼吸・循環

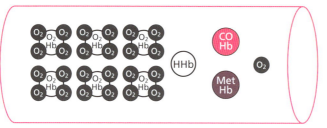

図1

さて，CaO_2 を求める式です．

$$CaO_2 = 1.39 \times Hb \times SaO_2 + 0.0031 \times PaO_2$$

Hb: ヘモグロビン
SaO_2: 動脈血酸素飽和度

この式は，CaO_2 は主に Hb と SaO_2 によって規定され，PaO_2 の影響はほとんどないという説明に使用されます．まさにその通りなのですが，それぞれの要素についてもう少し深く考えていきましょう．

この式は血中に
　①Hb と結合した酸素 $= 1.39 \times Hb \times SaO_2$
　②血漿に溶解した酸素 $= 0.0031 \times PaO_2$
の 2 つの酸素が存在することを示しています **図1**．

▶①Hb と結合した酸素

1 g の Hb に結合する酸素の量は 1.39 mL と言われています[1]．
つまり
　1.39 mL × 酸素と結合している Hb (g/dL)
により Hb と結合した酸素濃度（mL/dL）が求められます．

さて，この「Hb と結合した酸素」が，CaO_2 を求める式の「$Hb \times SaO_2$」になりますが，この Hb と SaO_2 は誤解されていることが多いです．

まず，動脈血酸素飽和度（SaO_2）の定義は，「酸素化ヘモグロビン（O_2Hb)」の

SECTION 03
動脈血酸素含有量

「酸素化ヘモグロビン（O_2Hb）＋脱酸素化ヘモグロビン（HHb）」に対する比率（%）です．

$$SaO_2 = \frac{O_2Hb}{O_2Hb + HHb}$$

分母が総ヘモグロビン（tHb）ではないのがポイントです．

SaO_2は「酸素化ヘモグロビン（O_2Hb）」の「総ヘモグロビン（tHb）」に対する比率である，と記載されている書籍や文献もありますが正しくありません．

血中にはO_2Hb，HHb 以外にも微量のカルボキシヘモグロビン（COHb）やメトヘモグロビン（MetHb）が存在しており，tHb を式で表すと

$$tHb = O_2Hb + HHb + COHb + MetHb$$

＊厳密にはスルフヘモグロビン（Suf-Hb）もありますが稀なため割愛します．
です．

そして「酸素化ヘモグロビン（O_2Hb）」の「総ヘモグロビン（tHb）」に対する比率（%）は，SaO_2ではなく酸素化ヘモグロビン分画（fraction O_2Hb: FO_2Hb）です．FO_2Hb は%O_2Hb とも表現されます．

$$FO_2Hb = \frac{O_2Hb}{tHb} = \frac{O_2Hb}{O_2Hb + HHb + COHb + MetHb}$$

このように

$$動脈血酸素飽和度（SaO_2）= \frac{O_2Hb}{O_2Hb + HHb}$$

$$酸素化ヘモグロビン分画（FO_2Hb）= \frac{O_2Hb}{tHb}$$

という定義が正確であり，多くの文献でもそのように解説されています[2,3,4]．飽和度 saturation とは「結合している量＝content/結合しうる最大量＝capacity」であり，酸素の capacity とならない COHb や MetHb は，酸素飽和度の計算式の分母に含むべきではないのです[3]．

$SaO_2 = O_2Hb/tHb$ という誤解が広まったのは 1980 年代に発表された CO 測定器の報告[5]からと言われており，現代においても臨床上および文献上で混乱をきたしています．Zijlstra は Clinical Chemistry 誌の editorial でこれを「historically incorrect remark」と述べました[4]．

第1章　呼吸・循環

　ちなみに，日本でも使用されることの多い Radiometer 社や Siemens 社の血液ガス分析機では $SaO_2＝O_2Hb/(O_2Hb＋HHb)$ として計算しており，この理論通りのプログラムがされています．自施設の血液ガス分析機がどの定義で SaO_2 を測定しているのか確認してみてください．

　もちろん，通常のパルスオキシメーターでは COHb や MetHb を正確に測定することができないため，SaO_2 や FO_2Hb を評価する場合は必ず血液ガス分析をしてください．

---

memo　SO₂の表記

　酸素飽和度の表記ですが，動脈血酸素飽和度は SaO_2，静脈血酸素飽和度は SvO_2 というようにどこの血液の酸素飽和度を見ているかで真ん中の文字 (a, v) が変わってきます．中心静脈で測定した場合は $ScvO_2$ になります．

　どこの血液か限定せずに，一般的に酸素飽和度という場合は真ん中の文字を抜いて SO_2 と表記します．血液ガス分析機では動脈・静脈を区別して測定しているわけではないので，SO_2 として結果が報告されます．

　どこの血液を検査したかは自身でしっかりと確認するようにしてください．

　次に，「$Hb×SaO_2$」の Hb についてです．

　求めたいのは「酸素と結合している Hb」＝O_2Hb なので，この Hb に通常の生化学検査で測定する Hb＝tHb を代入するとおかしな結果になってしまいます．

　CaO_2 の式の Hb に代入するのは，

$$O_2Hb＋HHb$$

でなければなりません．これを代入することにより酸素と結合している Hb が綺麗に求められます．O_2Hb（g/dL）を直接測定できればよいのですが，O_2Hb は tHb に対する比率（%）で測定されるためこのような回りくどい計算になってしまいます．

　以上より①Hb と結合した酸素の式を正確に記載すると次のようになります．

SECTION 03
動脈血酸素含有量

$$\begin{aligned}
\text{Hb と結合した酸素 (mL/dL)} &= 1.39 \times \text{Hb} \times \text{SaO}_2 \\
&= 1.39 \times (\text{O}_2\text{Hb} + \text{HHb}) \times \frac{\text{O}_2\text{Hb}}{\text{O}_2\text{Hb} + \text{HHb}} \\
&= 1.39 \times \text{O}_2\text{Hb}
\end{aligned}$$

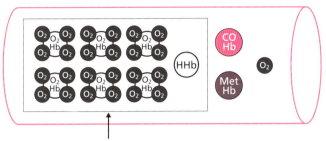

図2

　もし SaO_2 ではなく FO_2Hb を用いるなら，$Hb=tHb$ として計算すれば Hb と結合した酸素が正確に求められます．この式も結局は $1.39 \times O_2Hb$ になるので結果は同じになります．

$$\begin{aligned}
\text{Hb と結合した酸素 (mL/dL)} &= 1.39 \times \text{Hb} \times \text{FO}_2\text{Hb} \\
&= 1.39 \times \text{tHb} \times \frac{\text{O}_2\text{Hb}}{\text{tHb}} \\
&= 1.39 \times \text{O}_2\text{Hb}
\end{aligned}$$

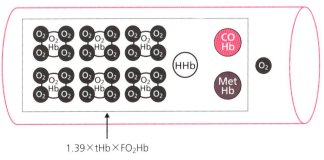

図3

第1章 呼吸・循環

▶②血漿に溶解した酸素

酸素の血漿に対する溶解度は 0.0031 mL/mmHg/dL です．

これは 1 dL（100 mL）の血漿に，PaO_2 1 mmHg あたり，0.0031 mL 溶解するということです．

血漿に溶解した酸素は $0.0031 \times PaO_2$ で求めることができます．こちらは①よりも単純ですね 図4 ．

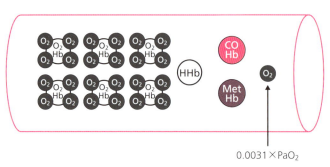

図4

①②をまとめると，理論上の CaO_2 の式が下記のように求められます 図5 ．

$$CaO_2 = 1.39 \times Hb \times SaO_2 + 0.0031 \times PaO_2$$
$$= 1.39 \times (O_2Hb + HHb) \times \frac{O_2Hb}{O_2Hb + HHb} + 0.0031 \times PaO_2$$

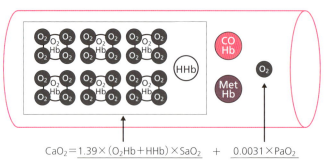

図5

SECTION 03
動脈血酸素含有量

それでは，実際に健常人における CaO_2 を計算してみましょう．

成人男性，Hb 15 g/dL，COHb 1%，MetHb 2%，SaO_2 98%，PaO_2 100 mmHg で考えてみます．

$O_2Hb+HHb$ は
tHb から COHb と MetHb を除くので
15 g/dL の 97%，つまり 15×0.97 g/dL になります．

$$CaO_2=1.39×Hb×SaO_2+0.0031×PaO_2$$
$$=1.39×(15×0.97)×0.98+0.0031×100$$
$$=19.82+0.31$$
$$≒20 \text{ mL/dL}$$

1 dL（100 mL）の血液中に約 20 mL の酸素を含むという結果です．
これが概ね健常成人男性の正常値になります．

女性では Hb の正常値が男性より低く Hb 13 g/dL と言われているので，Hb 以外の条件を前述の症例と同じにして計算してみます．

$$CaO_2=1.39×Hb×SaO_2+0.0031×PaO_2$$
$$=1.39×(13×0.97)×0.98+0.0031×100$$
$$=17.18+0.31$$
$$≒18 \text{ mL/dL}$$

1 dL（100 mL）の血液中に約 18 mL の酸素を含むという結果です．
これが概ね健常成人女性の正常値になります．

実際に計算してみると
  ①Hb と結合した酸素
    =17～20 mL/dL
  ②血漿に溶解した酸素
    =0.31 mL/dL
となり圧倒的に①が高くなります．

その比率をイメージで描いたのが **図6** です．

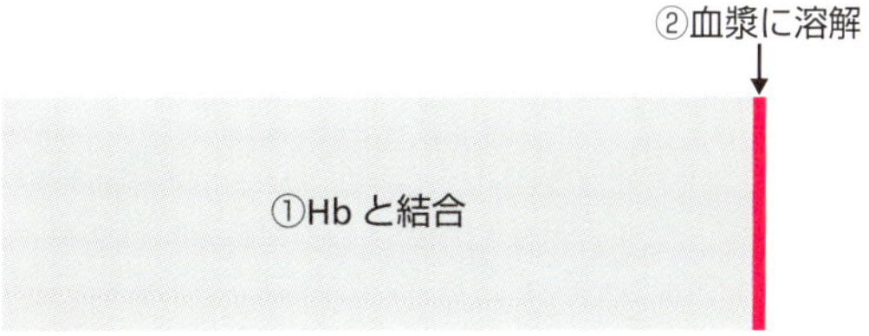

②血漿に溶解

①Hb と結合

図6

第1章 呼吸・循環

これが，CaO_2は主に Hb と SaO_2によって規定され，PaO_2の影響はほとんどないと言われる所以です．

CaO_2の正常値
成人男性: 20 mL/dL
成人女性: 18 mL/dL

COHb と MetHb の正常値
COHb: 1％（喫煙者では増加）
MetHb: 1〜3％

---

memo　PaO_2と SaO_2はどう使い分ける？

酸素化は PaO_2，酸素供給は SaO_2で考えます．

PaO_2と SaO_2は酸素解離曲線の横軸と縦軸で，どちらも酸素の指標です 図7 ．

どのような違いがあるでしょうか？

P/F ratio，A-aDO_2など酸素化を考える式で出てくるのは PaO_2です．ガス交換の指標なので，酸素を交換される気体として扱って分圧（mmHg）で評価しています．PaO_2は外呼吸における酸素化の指標なのです．

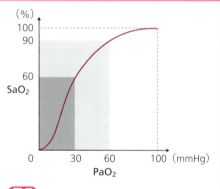

図7

これに対して SaO_2は血液の酸素含有量の計算で大きな役割を果たします．「CaO_2は主に Hb と SaO_2によって規定され，PaO_2の影響はほとんどない」のでした．血液にどれくらい酸素を含んでいるのかは，組織への酸素供給を考える上で重要です．つまり，SaO_2は酸素供給の指標なのです．

SECTION 03
動脈血酸素含有量

酸素含有量（CaO$_2$）のポイント

- CaO$_2$は主に Hb と SaO$_2$によって規定され，PaO$_2$の影響はほとんどない
- 一般的に測定する Hb＝tHb＝O$_2$Hb＋HHb＋MetHb＋COHb である
- SaO$_2$は $\dfrac{O_2Hb}{O_2Hb＋HHb}$ で定義される
- FO$_2$Hb が $\dfrac{O_2Hb}{O_2Hb＋HHb＋MetHb＋COHb}$ で定義される
- CaO$_2$式における Hb は O$_2$Hb＋HHb である

■ MetHb と COHb

　もう少し理解を深めるために，筆者が経験した症例で CaO$_2$を計算してみます．

　病歴は一部改変していますが血液ガス分析結果は本物の値です．いずれも動脈血液ガス分析には Siemens 社の RAPIDPoint 500e Blood Gas Analyzer を用いています．

症例1 メトヘモグロビン血症

中年女性．

硫化水素中毒で搬送．

救急隊接触時は JCS300．

搬送中に JCS20 まで回復した．

SpO$_2$ 93％，

酸素 10 L/min リザーバーマスク．

治療のため亜硝酸アミル吸入を行った．

その後の動脈血液ガス分析結果を示す

表1．

表1

	項目	結果	単位
	pH	7.36	
	PCO$_2$	29.7	mmHg
	PO$_2$	150.3	mmHg
CaO$_2$	O$_2$CT	15.6	mL/dL
SaO$_2$	O$_2$SAT	98.0	％
	Hb	12.4	g/dL
	O$_2$Hb	87.6	％
	COHb	0.2	％
	MetHb	10.4	％
	HHb	1.8	％

　硫化水素中毒に対して，治療として亜硝酸塩（亜硝酸アミル吸入，亜硝酸ナトリウム点滴）を使用することがあります．亜硝酸塩は MetHb を産生することで硫化水素に拮抗する効果を発揮します（memo: 硫

55

第1章 呼吸・循環

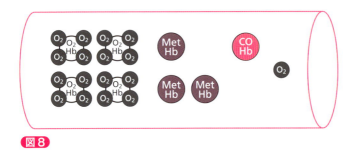

図8

化水素中毒の治療).

　本症例はMetHb 10.4％と上昇しており，治療薬である亜硝酸アミルによるメトヘモグロビン血症になっています．

$CaO_2 = 1.39 \times Hb \times SaO_2 + 0.0031 \times PaO_2$ を計算していきます．

　Hb 12.4であり，その内訳が O_2Hb 87.6％，COHb 0.2％，MetHb 10.4，HHb 1.8％となっています．
　$O_2Hb + HHb = 12.4 \times (0.876 + 0.018) ≒ 11.1$
　つまり，この式で使用するHbは11.1です．

$SaO_2 = O_2Hb/(O_2Hb + HHb) = 0.876/(0.876 + 0.018) = 0.98$
SaO_2 は98％となっており計算通りです．

$CaO_2 = 1.39 \times 11.1 \times 0.98 + 0.0031 \times 150.3$
　　　$= 15.12 + 0.47$
　　　$= 15.59$
　　　$≒ 15.6$

計算によって求めた CaO_2 と検査結果の O_2CT （$=CaO_2$）が一致しました．
この症例は成人女性なので，CaO_2 が正常値（18 mL/dL）より低くなっています．

　MetHbは，ヘム鉄が2価（Fe^{2+}）から3価（Fe^{3+}）に変化した異常ヘモグロビンであり酸素の結合・運搬能力が失われています．このMetHbが過剰に産生され，総Hbに対する O_2Hb の比率が低下するので CaO_2 は低下します 図8 ．

SECTION 03
動脈血酸素含有量

ただし，SaO_2 はあくまで $O_2Hb+HHb$ に対する O_2Hb の比率なので，MetHb が過剰に産生されても SaO_2 は低下しません.

メトヘモグロビン血症は進行するとパルスオキシメーターで測定する SpO_2 値が85％に近似していくと言われています[6]. そのため，メトヘモグロビン血症では SaO_2 は低下しませんが SpO_2 は低下します. SaO_2 と SpO_2 の乖離がメトヘモグロビン血症の有名な所見です. この症例でも SaO_2（98％）と SpO_2（93％）は乖離していました.

---

memo 硫化水素中毒の治療

本邦では 2008 年にインターネットを介して硫化水素の発生方法が拡散され，硫化水毒による自殺例が急増し社会問題となりました[7].

硫化水素は，ミトコンドリア内の電子伝達系を構成するシトクローム・オキシダーゼの Fe^{3+} と結合し失活させることで細胞呼吸（内呼吸）を障害します[8]. その結果，嫌気性代謝の亢進による乳酸アシドーシスを発症し，呼吸・循環・中枢神経障害から死に至る強力な有毒ガスです[9].

治療としては，高濃度酸素投与や循環作動薬を用いた支持療法が中心となります. 明確なエビデンスを持った特異的治療は確立しておらず，FDA（Food and Drug Administration: 米国食品医薬品局）が承認した「解毒薬」は存在しません[10]. しかし，亜硝酸塩である亜硝酸アミルや亜硝酸ナトリウムは生理学的機序からその有効性が期待され，硫化水素中毒の治療薬として使用されてきました.

亜硝酸塩はヘモグロビンの Fe^{2+} を Fe^{3+} に酸化することでメトヘモグロビンを産生します 図9.

メトヘモグロビンは硫化水素に対する親和性が高く，シトクローム・オキシダーゼに結合している硫化水素と結合してスルフーメトヘモグロビンになります.

この反応により硫化水素が離解しシトクローム・オキシダーゼは活性を取り戻します.

スルフーメトヘモグロビンは毒性が低く，さらに酸化されて毒性のない硫黄酸化物となり腎臓から排泄されます[8].

第1章 呼吸・循環

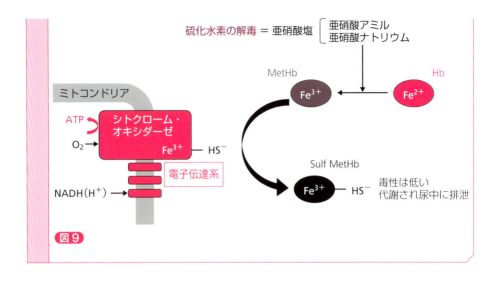

図9

症例2　一酸化炭素中毒

高齢男性.
工業炉での作業中に煙を吸入.
意識障害と痙攣あり救急搬送.
JCS 20, SpO_2 98%.
酸素をリザーバーマスク 10 L/min で投与されているが不穏のため着脱を繰り返している.
来院直後の動脈血液ガス分析結果を示す 表2 .

表2

項目	結果	単位
pH	7.49	
PCO_2	33.6	mmHg
PO_2	113.1	mmHg
CaO_2　O_2CT	15.0	mL/dL
SaO_2　O_2SAT	97.4	%
Hb	14.9	g/dL
O_2Hb	70.9	%
COHb	26.9	%
MetHb	0.3	%
HHb	1.9	%

COHb 26.9%と上昇しており意識障害も呈しているので CO 中毒と診断できます.

$CaO_2 = 1.39 \times Hb \times SaO_2 + 0.0031 \times PaO_2$ を計算していきます.

Hb 14.9 であり，その内訳が O_2Hb 70.9%，COHb 26.9%，MetHb 0.3，HHb 1.9%となっています.

SECTION 03
動脈血酸素含有量

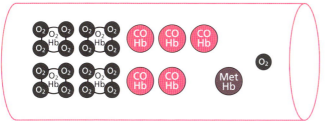

図10

$O_2Hb + HHb = 14.9 \times (0.709 + 0.019)$
$\qquad \fallingdotseq 10.85$
つまり，この式で使用する Hb は 10.85 です．

$SaO_2 = O_2Hb/(O_2Hb + HHb) = 0.709/(0.709 + 0.019) = 0.974$
SaO_2 は 97.4％ となっており計算通りです．

$CaO_2 = 1.39 \times 10.85 \times 0.974 + 0.0031 \times 113.1$
$\qquad \fallingdotseq 14.69 + 0.35$
$\qquad \fallingdotseq 15.0$

計算によって求めた CaO_2 と検査結果の O_2CT（$=CaO_2$）が一致しました．
この症例は成人男性なので，CaO_2 が正常値（20 mL/dL）よりかなり低くなっています．
CO の Hb に対する親和性は O_2 の 250 倍と言われており[11]，容易に COHb を形成します．そのため総 Hb に対する O_2Hb の比率が低下し，CaO_2 は低下します 図10．
ただし，SaO_2 はあくまで $O_2Hb + HHb$ に対する O_2Hb の比率なので，SaO_2 は低下しません．COHb はパルスオキシメーターでは O_2Hb として測定されるので SpO_2 も低下しません．**CO 中毒では CaO_2 は低下しますが，SaO_2・SpO_2 とも低下しません**．これが特徴的な所見になります．

第 1 章　呼吸・循環

MetHb と COHb のポイント

- MetHb や COHb が増加すると Hb と結合できる酸素が減少し CaO_2 が低下する
- MetHb が増加すると SpO_2 は85%に近似する
- メトヘモグロビン血症では SaO_2 は低下しないが SpO_2 は低下する
- CO 中毒では SaO_2 も SpO_2 も低下しない

CaO₂の係数〜1.39 なのか 1.34 なのか〜

CaO_2 を求める式の係数を 1.34 と記載している教科書もあります.

1.39 と 1.34 どちらが正しいのでしょうか？

成人男性，Hb 15 g/dL，COHb 1%，MetHb 2%，SaO_2 98%（SpO_2＝98%），PaO_2 100 mmHg を想定して考えていきましょう．SpO_2 は異常ヘモグロビンが正常範囲内で，測定不良がなければ概ね SaO_2 と一致します.

係数を 1.39，理論通り $Hb＝O_2Hb＋HHb$，$SaO_2＝\dfrac{O_2Hb}{O_2Hb＋HHb}$ で計算します.

$CaO_2＝1.39×(15×0.97)×0.98＋0.0031×100$

$＝19.82＋0.31$

$＝20.13\,mL/dL$

昔は MetHb や COHb を測定することが困難だったようで，その頃の報告では CaO_2 の式の係数が 1.34 になっていました[13]．これらの報告においては $Hb＝O_2Hb＋HHb$ ではなく，$Hb＝tHb$（$＝O_2Hb＋HHb＋COHb＋MetHb$）で計算していたと考えられます．SaO_2 も MetHb や COHb が判別できないため正確に測定できていなかったと思いますが，COHb や MetHb が区別できない現在の SpO_2 に近い精度と推察されます.

そこで，昔の測定環境での報告を模して，

係数を 1.34，$Hb＝tHb$，$SpO_2＝98\%$ で計算してみます.

$CaO_2＝1.34×tHb×SpO_2＋0.0031×PaO_2$

$＝1.34×15×0.98＋0.0031×100$

$＝19.7＋0.31$

$＝20.01\,mL/dL$

SECTION 03
動脈血酸素含有量

係数 1.39，Hb＝O_2Hb＋HHb，SaO_2で計算した場合と，係数 1.34，Hb＝tHb，SpO_2で計算した場合の CaO_2 がほぼ等しくなりました.

CaO_2 の式において
- Hb＝O_2Hb＋HHb，SaO_2で計算するときは係数 1.39
- Hb＝tHb，SpO_2で計算するときは係数 1.34

という使い分けをしてもよいのではないかと筆者は考えています.

Hb＝O_2Hb＋HHb，SaO_2で CaO_2 を計算している Radiometer 社の血液ガス分析機も係数 1.39 を使用しています.

係数 1.39，Hb＝O_2Hb＋HHb，SaO_2で計算する場合は生理学的に正しい式になりますが，動脈血液ガスを採取する必要があります.

これに対して，係数 1.34，Hb＝tHb，SpO_2で計算する場合は静脈血採血（一般的な血液検査）と SpO_2 測定で計算できるという利便性があります. 臨床的にはこちらの方が実用的かもしれません.

ただし，COHb や MetHb が存在するような特殊な状況で Hb＝tHb，SpO_2で計算してしまうと酸素含有量の評価を誤ってしまいます. COHb や MetHb が通常よりも存在する場合は，必ず血液ガス分析を行い，Hb＝O_2Hb＋HHb，係数 1.39 で酸素含有量を求めるべきなので十分に注意してください.

CaO_2 の係数のポイント

- Hb＝O_2Hb＋HHb，SaO_2で計算するときは係数 1.39
- Hb＝tHb，SpO_2で計算するときは係数 1.34
- COHb や MetHb が存在する場合は血液ガス分析を行い，係数 1.39 を使用する

高圧酸素療法

酸素含有量と CO 中毒の話が出てきたので，高気圧酸素療法（hyperbaric oxygen therapy）について解説します.

高気圧酸素療法は主に CO 中毒に対して使用され，高圧環境（潜水艦のようなタンク）に患者を収容し高濃度酸素を吸入させる治療法です **図 11**.

CO 中毒では COHb が増加して，酸素が結合できる Hb が減少します. いくら酸素を投与して SaO_2（O_2Hb/O_2Hb＋HHb）を高くしても限界があるのです. CO

JCOPY 498-00106

61

第1章 呼吸・循環

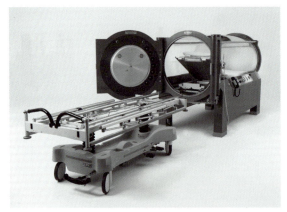

図11 高気圧酸素治療装置
（エア・ウォーター・メディカル社）

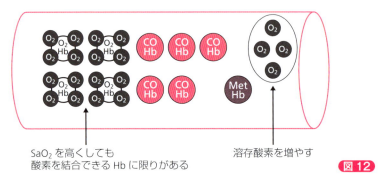

SaO₂を高くしても
酸素を結合できる Hb に限りがある

溶存酸素を増やす

図12

への曝露がなくなればCOHbは徐々に低下していきますが，時間がかかります．
　そこで，血漿に溶解する酸素（溶存酸素）を増加させて「酸素含有量を増やす」というのが高気圧酸素療法の目的の一つです 図12 ．
　計算していきます．
　　大気圧，室内気（FiO₂ 0.21）呼吸における溶存酸素は A−aDO₂＝0 と仮定して
　　0.0031 mL/dL×100 mmHg＝0.31 mL/dL でした．

大気圧，酸素 10 L/min リザーバーマスク（FiO₂ 0.8 と仮定）で呼吸している場合

　　$P_AO_2 = (760-47) \times 0.8 - \dfrac{40}{0.8}$
　　　　$= 570 - 50$
　　　　$= 520$ mmHg

　AaDO₂＝30 と仮定して（酸素投与しているので AaDO₂ を高めに設定しています）
　　PaO₂＝490 mmHg になります．

SECTION 03
動脈血酸素含有量

この状況下での溶存酸素は

0.0031 mL/dL×490 mmHg≒1.52 mL/dL です.

高気圧酸素療法（3 気圧，FiO_2 1.0）の場合を考えます.
3 気圧＝2280 mmHg です.

$$PaO_2 = (2280-47) \times 1.0 - \frac{40}{0.8}$$
$$= 2233-50$$
$$= 2183 \text{ mmHg}$$

$AaDO_2$＝30 と仮定して（酸素投与しているので $AaDO_2$を高めに設定しています）

PaO_2＝2153 mmhg になります.

この状況下での溶存酸素は

0.0031 mL/dL×2153 mmHg≒6.67 mL/dL です.

「高圧」と「酸素」により溶存酸素はかなり高くなりました **表3**. これが CO 中毒に対する高気圧酸素療法の意義であり目的の一つです.

表3

	溶存酸素（mL/dL）
大気圧 FiO_2 0.21	0.31
大気圧 FiO_2 0.8	1.52
3 気圧 FiO_2 1.0	6.67

高気圧酸素療法にはもう一つ目的があります．それは「CO を Hb から引き離す」ことです.

大気圧・室内気における COHb の半減期は 4〜6 時間ですが，15 L/min など高濃度酸素投与下では半減期が 40〜90 分に短縮し，さらに高気圧酸素療法を実施することで半減期は 15〜30 分になります[12,13]．「高圧」と「酸素」により迅速に CO を Hb から引き離し，酸素と結合できる Hb を増やせれば，酸素含有量を上げることができます.

このように，高気圧酸素療法は溶存酸素を増やし，COHb の半減期を短くするという治療なのです．生理学的には良さそうな感じがします.

ただ，実際に経験された方は少ないのではないでしょうか？　筆者も経験があり

第1章 呼吸・循環

ません.

　その理由は，高気圧酸素療法を実施できる施設が少ないことです．これまで計算したように，高濃度酸素だけでも溶存酸素はある程度増加し，COHb の半減期も短くなります．自施設に高圧室がなく，搬送にも時間がかかる場合は，高気圧酸素療法を開始するまでに病態が改善することが予想されます．もちろん状況によっては搬送を検討する必要もありますが，高気圧酸素療法ができない医療機関では「酸素」により少しでも溶存酸素を増やし，COHb の半減期を短くすることが重要です．

　CO 中毒に対する高気圧酸素療法のエビデンスはどうでしょうか？

　急性 CO 中毒に対していくつかの RCT が行われていますが，有効性は示せていません[14,15]．また，急性中毒から回復した数日～数週後に精神症状で発症する遅発性脳症の予防においても，有効性を示した RCT と有効性を示せなかった RCT が混在しており一定の見解が得られていません[16]．

　まとめると，高気圧酸素療法は施行できる医療機関が限られ，十分なエビデンスも確立していません．CO 中毒に対して生理学的には有効と思われる高気圧酸素療法ですが，臨床的には「酸素のみ」で戦うことが圧倒的に多いと思います．CO 中毒をみたらまずは高濃度酸素を投与しましょう．

高気圧酸素療法のポイント

- 溶存酸素を増やし，COHb の半減期を短くすることができる
- 実施できる医療機関が限られる
- CO 中毒に対するエビデンスは確立していない
- CO 中毒にはまずは高濃度酸素を投与することが重要

シャントと酸素投与の関係

　呼吸不全の病態の項で，シャントは酸素投与への反応が非常に悪いという説明をしました．なぜそうなるのかを CaO_2 の式から解説していきます．

▶シャント

　シャントが存在する肺モデルを 図13 に示します．

　ガス交換を受けた非シャント血とガス交換を受けなかったシャント血が合流して動脈血となります．

SECTION 03
動脈血酸素含有量

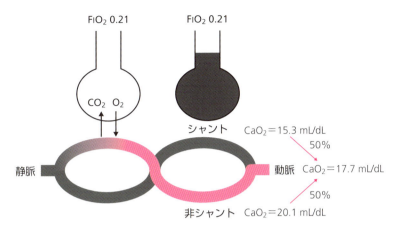

図13

　非シャント血とシャント血それぞれの酸素含有量を計算してみます．
　FIO_2 0.21 における非シャント血は通常の動脈血と考えられます．
　Hb 15 g/dL，COHb 1%，MetHb 2%，SaO_2 98%，PaO_2 100 mmHg とすると

$$\text{非シャント血の酸素含有量} = 1.39 \times (15 \times 0.97) \times 0.98 + 0.0031 \times 100$$
$$= 19.82 + 0.31$$
$$\fallingdotseq 20.1 \text{ mL/dL}$$

　シャント血はガス交換を受けないので静脈血と同じです．
　静脈血の酸素飽和度（SvO_2）や酸素分圧（PvO_2）は組織での酸素消費の影響を大きく受けますが，ここでは一般的な SvO_2 75%，PvO_2 40 mmHg とします．
　Hb，COHb，MetHb は動脈も静脈も大きく変わりません．

$$\text{シャント血の酸素含有量} = 1.39 \times (15 \times 0.97) \times 0.75 + 0.0031 \times 40$$
$$= 15.17 + 0.124$$
$$\fallingdotseq 15.3 \text{ mL/dL}$$

　この非シャント血とシャント血が合わさった血液が動脈血ですが，シャント率が 50%（シャント血 50%，非シャント血 50%）の時の CaO_2 を計算してみると，

　非シャント血 50%，シャント血 50% なので

第1章　呼吸・循環

SaO$_2$	PaO$_2$	CaO$_2$
75	40	15.3
85	50	17.3
90	60	18.4
93	70	19.0
95	80	19.5
97	90	19.9
98	100	20.1

＊Hb 15 g/dL，COHb 1%，
MetHb 2%

図14

$$20.1 \text{ mL/dL} \times 0.50 + 15.3 \text{ mL/dL} \times 0.50 = 10.05 + 7.65$$
$$= 17.7 \text{ mL/dL}$$

となります．成人男性の正常値 20 mL/dL より低くなっています．ただ，どれくらい低いのか，どれくらい低酸素なのかはイメージしにくいのではないでしょうか？　酸素化を CaO$_2$ で考えることがあまりないからです．

そこで CaO$_2$ から SaO$_2$，PaO$_2$ を推定してみます．

SaO$_2$ と PaO$_2$ は酸素解離曲線において相互関係がある程度決まっています（酸素解離曲線は pH，体温，CO$_2$，2,3-DPG に影響されるので多少変化）．

この SaO$_2$ と PaO$_2$ から CaO$_2$ を求めると **図14** のようになります．

CaO$_2$ 17.7 mL/dL は SaO$_2$ 87%，PaO$_2$ 55 mmHg くらいに相当しそうです．この数値をみれば呼吸不全になっていることが容易に理解できると思います．

▶シャントへの酸素投与

ここからが本題です．シャントに酸素投与は有効なのか？

この症例に思い切って FiO$_2$＝1.0 で酸素投与したとします **図15**．これほどの高濃度酸素では健常な肺胞なら SaO$_2$ 100%，PaO$_2$ 500 mmHg くらいになります．

Hb 15 g/dL，COHb 1%，MetHb 2% はそのままとすると

SECTION 03
動脈血酸素含有量

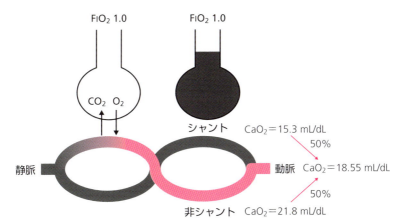

図15

非シャント血の酸素含有量＝1.39×(15×0.97)×1.0＋0.0031×500
　　　　　　　　　　　＝20.22＋1.55
　　　　　　　　　　　≒21.8 mL/dL

シャント血はガス交換されないため，いくら酸素投与しても酸素含有量は静脈と同様の 15.3 mL/dL です．

この状況で
シャント率 50％における CaO_2 を計算すると

21.8×0.5＋15.3×0.5＝10.9＋7.65
　　　　　　　　　　＝18.55 mL/dL

となります．

CaO_2 18.55 mL/dL は **図14** を参考にすると SaO_2 90％，PaO_2 60 mmHg くらいに相当します．

FiO_2 1.0 というこれ以上ない酸素（純酸素）を投与したにも関わらず，CaO_2 17.7→18.55 mL/dL（SaO_2 87→90％，PaO_2 55→60 mmHg）までしか上昇しませんでした．酸素投与の効果がほとんどありません．これがシャントです．シャントは酸素投与への反応が非常に悪いのです．

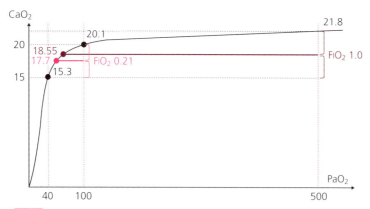

図16 CaO_2-PaO_2曲線（シャント率50%）

　この理由は，シャント自体の存在とCaO_2-PaO_2曲線 **図16** の形で説明されます．
　シャントでは肺胞気に触れることなく血液が肺を素通りしてしまうので，酸素投与していくらFiO_2を上げようが関係ありません．
　非シャント血についてです．PaO_2が低い場合はPaO_2を上昇させることでCaO_2は急上昇しますが，PaO_2が一定以上に達するとPaO_2を上昇させてもCaO_2はほとんど変わりません．CaO_2-PaO_2曲線を見てください．PaO_2>100 mmHgでは曲線がほぼ平坦になっているのがわかると思います．
　シャントによる呼吸不全では「酸素投与の意味が全くないシャント血」と「酸素投与しても少ししか酸素含有量が上昇しない非シャント血」とが合わさるので，結果的に酸素投与してもほとんどCaO_2が上昇しないのです．
　お気づきの方も多いと思いますが，CaO_2はSaO_2に強く影響されるのでCaO_2-PaO_2曲線はSaO_2-PaO_2曲線（＝酸素解離曲線）と類似した形になります．

＊ただし，CaO_2はPaO_2が上昇すればSaO_2が100％になっても0.0031×PaO_2ずつ上昇しますが，SaO_2はいくらPaO_2が上昇しても上限は100％で変わらないところに違いがあります．

　シャント率50％を例に話をしてきましたが，病態によってシャント率は様々です．**図17** はシャント率によるPaO_2とFiO_2の関係を示しています[17]．シャント率が高くなる程酸素への反応性が悪くなっていることがわかります．

SECTION 03
動脈血酸素含有量

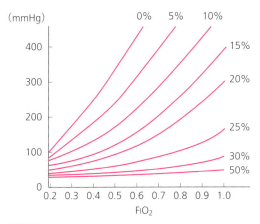

図17
(Petersson J, et al. Eur Respir J. 2014; 44: 1023-41[17]より)

このようにシャントは酸素への反応性が悪いので，**原因治療（シャントの解除）や予防が重要**になります．喀痰による気管・気管支閉塞では吸引や体位ドレナージによる喀痰の除去，肺炎やARDSによる肺胞閉塞ではPEEPによる無気肺予防などが有名です．

▶ V/Qミスマッチと酸素投与

一方で，V/Qミスマッチにおける酸素投与はどうでしょうか？
V/Q＝1の肺胞とV/Q＜1の肺胞があり50％ずつ存在したとします 図18．

V/Q＝1の肺胞は正常肺胞なので SaO_2 98％，PaO_2 100 mmHgとします．

酸素含有量は
1.39×(15×0.97)×0.98＋0.0031×100＝19.82＋0.31≒20.1 mL/dL

V/Q＜1の肺胞は多少なりとも換気があるのでガス交換が行われます．これがシャントとの大きな差です．もちろん，V/Q＜1なので換気は少なく，ガス交換も不十分になります．

静脈血より少しだけ酸素化が改善し SaO_2 80％，PaO_2 45 mmHgになったとします．

第1章 呼吸・循環

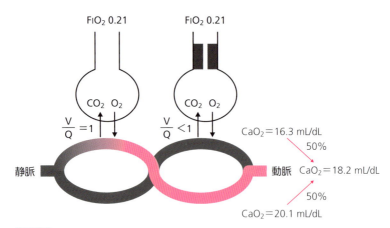

図18

酸素含有量は
1.39×(15×0.97)×0.80+0.0031×45＝16.18+0.14≒16.3 mL/dL

この2つの血液が合わさると
20.1 mL/dL×0.50+16.3 mL/dL×0.50＝10.05+8.15
　　　　　　　　　　　　　　　　　＝18.2 mL/dL
図14 から考えると，SaO_2 89％，PaO_2 58 mmHg 相当です．

シャントの時と同様に FiO_2 1.0 にしたとしましょう 図19．
V/Q＝1 の血液は SaO_2 100％，PaO_2 500 mmHg となります．
酸素含有量は 21.8 mL/dL です．

V/Q＜1 の血液ですが，V が小さいので V/Q＝1 の血液まではいきませんが FiO_2 が上昇したことにより SaO_2 80％，PaO_2 45 mmHg→SaO_2 95％，PaO_2 80 mmHg まで酸素化されたと仮定します．

酸素含有量は
1.39×(15×0.97)×0.95+0.0031×80＝19.21+0.24≒19.5 mL/dL

この2つの血液が合わさると
21.8 mL/dL×0.50+19.5 mL/dL×0.50＝10.9+9.75＝20.65 mL/dL

SECTION 03
動脈血酸素含有量

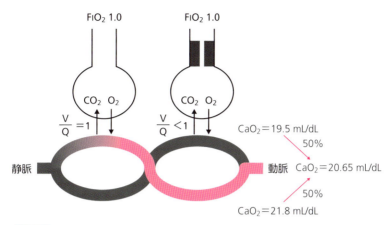

図19

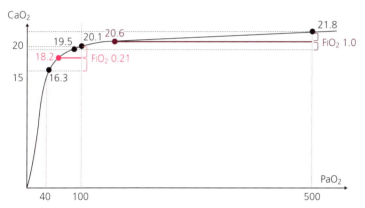

図20 CaO_2-PaO_2曲線（V/Qミスマッチ）

図14 から考えると
SaO_2 98％, PaO_2 100 mmHg
を超えています．

V/Qミスマッチでは酸素投与によく反応する肺胞-血液（CaO_2-PaO_2曲線の急勾配の部分）が存在するので酸素投与への反応がよいのです 図20 ．肺胞低換気，拡散障害も同様です．ちなみに肺胞低換気の場合は肺胞-血液のガス交換自体には異常がないので換気をするだけでも酸素化は改善します．

第1章　呼吸・循環

シャントと酸素投与のポイント

- シャントが存在する肺は酸素投与への反応が非常に悪い
- シャントによる呼吸不全では「酸素投与の意味がないシャント血」と「酸素投与しても少ししか酸素含有量が上昇しない非シャント血」とが合わさる
- シャントは原因治療（シャントの解除）や予防が重要

≪参考文献≫

[1] West JB. West's Respiratory Physiology: the Essentials. 10th ed. Philadelphia: Wolters Kluwer; 2015.

[2] Toffaletti J, et al. Misconceptions in reporting oxygen saturation. Anesth Analg. 2007; 105: S5-9.

[3] 山田　宏. メトヘモグロビン血症で動脈血酸素飽和度は低下しない. 日集中医誌. 2016; 23: 183-4.

[4] Zijlstra WG. Clinical assessment of oxygen transportrelated quantities. Clin Chem. 2005; 51: 291-2.

[5] A new instrument for the simultaneous measurement of total hemoglobin, % oxyhemoglobin, % carboxyhemoglobin, % methemoglobin, and oxygen content in whole blood. IEEE Trans Biomed Engl. 1980; 27: 132-8

[6] Barker SJ, et al. Effects of methemoglobinemia on pulse oximetry and mixed venous oximetry. Anesthesiology. 1989; 70: 112-7.

[7] 内閣府自殺対策推進室. 硫化水素中毒に対するこれまでの対応について（平成20年6月19日）.

[8] 上條吉人. 臨床中毒学. 東京: 医学書院; 2009. p.386-93.

[9] Jiang J, et al. Hydrogen sulfide toxicity: mechanism of action, clinical presentation, and countermeasure development. Sci Rep. 2016; 6: 20831.

[10] Ng PC, et al. Hydrogen Sulfide Toxicity: Mechanism of Action, Clinical Presentation, and Countermeasure Development. J Med Toxicol. 2019; 15: 287-94.

[11] Pugh JN. The carbon monoxide dissociation curve of human blood. J. Physiol. 1958; 142: 63.

[12] Ernst A, et al. Carbon monoxide poisoning. N Engl J Med. 1998; 339: 1603-8.

[13] Weaver LK, et al. Carboxyhemoglobin half-life in carbon monoxide-poisoned patients treated with 100% oxygen at atmospheric pressure. Chest. 2000; 117: 801.

[14] Raphael JC, et al. Trial of normobaric and hyperbaric oxygen for acute carbon monoxide intoxication. Lancet. 1989; 2: 414-9.

[15] Annane D, et al. Hyperbaric oxygen therapy for acute domestic carbon monoxide poisoning: two randomized controlled trials. Intensive Care Med. 2011; 37: 486-92.

[16] 神宮司成弘, 他. 高圧酸素療法. INTENSIVIST. 2018; 10: 447-54.

[17] Petersson J, et al. Gas exchange and ventilation-perfusion relationships in the lung. Eur Respir J. 2014; 44: 1023-41.

SECTION 04

心拍出量
CO=SV×HR

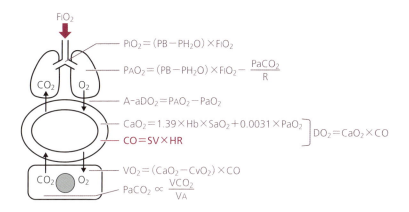

CaO_2 の項でどれくらいの酸素を動脈血に含むのかわかりました.

次に重要なのは，どのくらいの量の動脈血を送り出せるのか，つまり心拍出量 (cardiac output: CO) です.

ここでは CO を表す 2 つの式を中心に考えていきたいと思います.

CO=SV×HR
　　SV（Stroke Volume）: 一回拍出量，HR（Heart Rate）: 心拍数

$$CO = \frac{MAP - CVP}{SVR} = \frac{BP}{SVR}$$
　　MAP（Mean Atrial Pressure）: 平均血圧
　　CVP（Central Vein Pressure）: 中心静脈圧
　　SVR（Systemic Vascular Resistance）: 体血管抵抗

■ CO＝SV×HR

これが心拍出量を表す式の中で最も有名な式でしょう．

一回拍出量に1分間の心拍数を掛けることで心拍出量（L/min）が求められるという非常にわかりやすい計算式です．当然ですがSVが増加するとCOは増加し，HRが増加するとCOが増加します．

SVとHRそれぞれについてみていきます．

▶ SV＝一回拍出量

一回拍出量は前負荷・収縮能・後負荷により規定されます．

- 前負荷は左室が収縮する前にかかる容量負荷で，左室拡張末期容積や左室拡張末期圧に代表されます．
- 収縮能は心筋自体の収縮力です．
- 後負荷は左室が収縮している時にかかる圧負荷で，大動脈弁，僧帽弁，左室流出路に異常がない場合は動脈圧と相関します．

SVとこれら3つの要素の関係を曲線で示します[1]．

SVと前負荷の関係を表したのが **図1A** です．見覚えがある曲線だと思います．有名なフランク-スターリングの曲線です．イギリスの生理学者 Ernest Henry Starling（1866～1927）と共同研究者 Otto Frank（1865～1944）が発見した心筋運動の法則に基づいて描かれました．前負荷が上昇するほどSVは増加します．押し出す前に心臓に溜まった血液量（＝前負荷）が多いほど押し出す血液量（＝SV）が増加するのです．

収縮能が低下した心臓の場合はSVが全体的に低下し，さらに前負荷上昇に対す

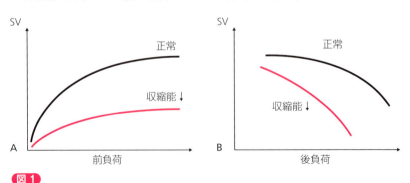

図1
(Cohn JN, et al. N Engl J Med. 1977; 297: 27-31[1]より一部改変)

SECTION 04
心拍出量

るSV増加が鈍くなります．

次にSVと後負荷の関係を表したのが 図1B です． 図1A とは逆に後負荷が上昇するほどSVは減少しています．後負荷は収縮する心臓に対する圧負荷です．心臓は血液を押し出す先（大動脈）の圧力が高ければ高いほど血液を送り出しにくくなります．

収縮能が低下した心臓の場合にSVが全体的に低下するのは 図1A と同様です．

以上をまとめると，
- 前負荷が上昇するとSVは増加する
- 収縮能が上昇するとSVは増加する
- 後負荷が上昇するとSVは低下する

という関係になっています．SVを規定する3つの要素のなかで，後負荷だけが逆方向であることが重要です 図2 ．

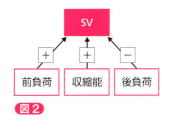

図2

▶HR＝心拍数

COを考える上で重要なのはHRとSVに相互作用があることです．

HRが上昇するほど左室に血液が流入する時間（充満時間）が短くなるのでSVが低下します[2]．そのため，HRとSVがいい具合のバランスになった時にCOが最大化されます．ではどれくらいがいい具合のバランスなのでしょうか．

図3 は犬の心臓を用いた実験の結果[2]ですが，このバランスを考える上で参考になります．HR 160回/分の時の値を100％として，HRを上下させた時のSVと

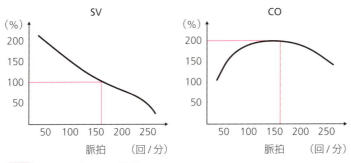

図3 SV・COとHRの関係
(Kumada M, et al. Jpn J Physiol. 1967; 17: 538-55[2]より改変)

第1章 呼吸・循環

CO を表しています. HR 100〜200 回/分で CO が最大化されていることがわかります. 筆者はスポーツ医学について詳しくありませんが, 運動における最大 HR＝220−年齢で計算されます. 健常成人においても HR 200 回/分以上になることは許容されていないようです.

ただ, この HR 100〜200 回/分はあくまで CO を最大化できる HR であり, 適切な HR ではありません. ずっと CO を最大化させて生きていたら心臓が疲れてしまいますね. では適切な HR はどれくらいでしょうか?

健常成人の場合, 正常 HR は 60〜100 回/分です. 運動時は最大 HR の 50〜85%（100〜170 回/分）を目標にするようアメリカ心臓学会は推奨しています.

一方, 患者の場合は背景疾患や病態によって適切な HR が異なるので一律の基準で測ることはできません.

SV が制限される心タンポナーデでは HR を上昇させて CO を担保する必要があります.

左室駆出率（LVEF）＜40%の冠動脈疾患を有する患者では, HR が低い（HR＜70 回/分）ほど予後を改善させるようです[3].

Rate control といえば心房細動ですが, ヨーロッパ心臓学会のガイドラインでは心房細動において HR≦110 回/分を推奨しており[4], 最近の観察研究（CODE-AF registry）の解析では安静時 HR 68〜99 回/分の患者で心血管イベントが減少したと報告しています[5].

心機能や病態に影響されるのであくまで目安ではありますが, 多くのヒトにとって適切な心拍数は 60〜100 回/分程度と言えるでしょう.

現在, ペースメーカを植え込まれた EF＞50%の成人患者において HR 50〜130 回/分における SV と CO を観察する試験が進行しており（2018 年〜2026 年予定）, この結果が新たな知見を与えてくれるかもしれません[6].

CO＝SV×HR は単純な式なのですが,
▪ SV は前負荷, 収縮能, 後負荷に影響されること
▪ HR は背景疾患や病態に影響されること
▪ SV と HR に相互作用があること
を考えると, CO を決めるために多くの因子が複雑に絡み合っていることがわかります. 最後にこれらの関係をまとめて 図4 にしてみます.

76

SECTION 04
心拍出量

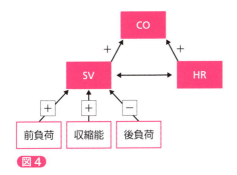

図4

> ### CO＝SV×HR のポイント
> - SV は前負荷，収縮能，後負荷で規定される
> - 前負荷，収縮能が上昇すると SV は上昇し，後負荷が上昇すると SV は低下する
> - SV と HR には相互作用があり，HR 100〜200 回/分で CO が最大化する
> - 背景疾患や病態に影響されるが，多くのヒトにとって HR 60〜100 回/分が適切である

$CO = \dfrac{BP}{SVR}$

オームの法則（Ohm's Law）に基づいた心拍出量を表す式です．

オームの法則は電気回路における電流・電圧・電気抵抗の関係を示した化学式であり，中学校の理科で習いました．

ドイツの物理学者である Georg Simon Ohm（1789-1854 年）により 1982 年に発表され，この名を冠しています．

V＝RI 図5

V: 電圧，R: 電気抵抗，I: 電流

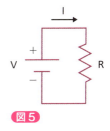

図5

第1章 呼吸・循環

人体に当てはめると

V＝血圧＝BP＊

＊厳密に言えば
血圧＝動脈－静脈圧
　　＝MAP－CVP
ですが，式を簡単に理解するためにここではBPとします．

R＝体血管抵抗＝SVR
I＝血流量＝心拍出量＝CO

なので

BP＝SVR×CO

となります 図6 .

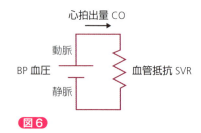

図6

これを変形すると心拍出量を求める式にもなります．

$$CO = \frac{BP}{SVR}$$

ただし，臨床を考える際にはBP＝SVR×COとした方がわかりやすいので，こちらの並びで考えていきます．

この式は**血圧が血管抵抗と心拍出量で規定される**ことを示しており
- 血管抵抗が上昇すると血圧が上昇する
- COが上昇すると血圧が上昇する

という関係がわかります．

血管抵抗が血圧に影響することは理解しやすいと思います．
　血管が収縮して狭くなると血液が流れる際の抵抗は強くなり血管抵抗は上昇します．逆に血管が拡張して広くなると血液が流れる際の抵抗は弱くなり血管抵抗は低下します．α作動薬（フェニレフリンなど）で血管を収縮させ血圧を上げ，硝酸薬で血管を拡張させ血圧を下げるのと同じ現象です．
　心拍出量が一定の場合に，血管抵抗を変化させたイメージ図を書くと 図7 のようになります．
　COが血圧に影響することは想像できるでしょうか．同じ血管抵抗の血管（同じ太さの血管）に血液を拍出した場合，拍出量が多いほど壁にかかる圧力＝血圧が高

SECTION 04
心拍出量

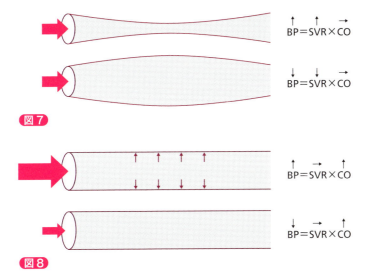

図7

図8

くなります．イメージ図を書くと 図8 のようになります．

　ここで注意したいのが CO と血圧の相互関係です．血圧が上がると CO が下がることがあります．これは，後負荷（＝血圧）が上がると SV が減少するためです．

　この現象を疾患でたとえるならクリニカルシナリオ 1（CS1）の心不全です（後負荷不適合，afterload mismatch とも呼ばれます）．後負荷＝血圧が上昇することで左心からの拍出量が低下し，左心の上流にある肺で血液が渋滞し，肺うっ血してしまうことで発症します．治療は後負荷を下げることです．後負荷が下がると SV が上昇し，血液の渋滞が解消され，肺うっ血が改善します．

　BP＝SVR×CO も単純な式に見えますが，いろいろ考えると奥深い式なのです．

　この式の魅力の一つは，臨床現場で CO が多いのか少ないのかを簡単に推定できることです．

　CO の測定には Swan-Ganz カテーテルや Flo Trac™ sensor など特殊な機材が必要です．超音波で計測することもできます（memo: 超音波による CO 測定）が，心臓の描出状況や術者により結果のバラツキがあります．いずれにしても敷居が高く，臨床で CO の数値を論じたり評価したりするのは ICU や手術室などに限定されるでしょう．

　一方で，BP はベッドサイドで容易に測定できます．

　SVR は数値として求めようとすると煩雑ですが，血管抵抗上昇≒血管収縮，血管抵抗低下≒血管拡張と考えれば手足を触った場合の温度で血管抵抗が高いか低いか

第1章 呼吸・循環

は推定でき，これもベッドサイドで評価できます．

BP と SVR（末梢の温度）というベッドサイドでとれる 2 つの所見から CO を考えることができるのがこの式のいいところなのです．それでは，BP＝SVR×CO を使って 2 つの症例を考察してみましょう．

---

memo　超音波による CO 測定

心臓超音波により
- 速度時間積分値
  velocity time integral（VTI）
- 左室流出路面積
  円周率（π）×半径（r）^{2}

を求め，

　VTI×πr^2

により一回拍出量を計算できます．

CO＝SV×HR なので，これに HR を掛ければ CO を算出できます．
つまり，超音波で CO を求める式は

$$CO = VTI \times \pi r^2 \times HR$$

になります．

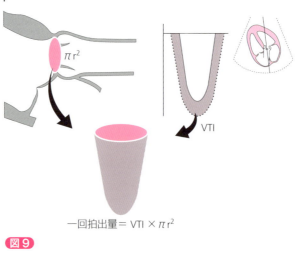

図9

SECTION 04
心拍出量

症例 1　末梢冷感があるのに血圧が低い

　交感神経が活性化し末梢血管が収縮することで末梢冷感が生まれます．末梢血管が収縮しているということは SVR が上昇しています．SVR が上昇すれば BP が上昇しそうですが，この症例では BP が低下しています．
原因は……CO 低下です．

BP＝SVR×CO

CO が低下して血圧が下がる疾患といえば心原性ショック・低心拍出症候群（low output syndrome: LOS）です．心原性ショックでは代償機転により交感神経が緊張し，末梢血管を収縮させます．

　治療は CO を上げることが必要です．ここで CO＝SV×HR の式を思い出してください．CO を上げるには SV か HR を上げる必要があります．SV を上げるには前負荷を増やすか，収縮能を増やすか，後負荷を減らすかです．後負荷＝血圧はすでに低下しているので，前負荷か収縮能を増やすしかありません．ということで，輸液をするか β 作動性（強心作用）のあるカテコラミンを使用します．β 作動性カテコラミンは HR も上昇させることができるので CO 上昇に寄与します．

症例 2　末梢が暖かいのに血圧が高い

　末梢が暖かいということは末梢血管が拡張しています．つまり SVR は低下しています．それにも関わらず BP が上昇しているということは SVR 低下を十分に相殺するだけの CO 上昇（高拍出状態）があるということです．

BP＝SVR×CO

　末梢血管が拡張し高拍出になる代表的疾患は甲状腺機能亢進症です．陽性変力・変時作用と血管拡張作用がある甲状腺ホルモン（T3）が過剰に作用するためこのような状態に至ります．CO は正常値の 140〜180％まで増加すると言われています[7]．

　循環動態は破綻していない場合でも放置しておくと高拍出性心不全に至るので治療が必要です．治療は甲状腺ホルモンの産生・分泌・変換抑制を行い，β 刺激作用

第1章　呼吸・循環

を遮断することで行います．5B（日本では4B）と覚えます（memo: 甲状腺機能亢進症の治療＝5B）．

memo　甲状腺機能亢進症の治療＝5B

Block synthesis

甲状腺ホルモン産生抑制作用のある抗甲状腺薬（チアマゾール，プロピオチオウラシル）を投与します．治療のメインです．

Block release

ヨードにより甲状腺ホルモンの放出を抑制します．本来ヨードは甲状腺ホルモンの産生を促進するため，ヨード投与の少なくとも1時間前に抗甲状腺薬を投与しておく必要があります．

Block T4 into T3 conversion

ステロイドによりT4→T3変換を抑制します．

Beta blocker

β遮断薬を用いて甲状腺ホルモンのカテコラミン作用を拮抗します．対症療法として即効性があります．また，β遮断薬はT4→T3変換の抑制作用もあると言われています．

Block enterohepatic circulation

コレスチラミンを使用します．コレスチラミンは腸管で甲状腺ホルモンとタンパク質の結合を阻害し，甲状腺ホルモンの腸管循環（吸収）を抑制します．日本では保険適応がないので使用しません．

$CO = \dfrac{BP}{SVR}$（BP＝SVR×CO）のポイント

- BPはSVRとCOで規定される
- BPが上昇すると後負荷上昇からCOが低下することもある
- BPとSVR（末梢の温度）というベッドサイド所見からCOを考察できる

SECTION 04
心拍出量

■ CO と CI

CO は体表面積（body surface area: BSA）に比例して増加することが実験的にわかっているので，異なる体格の個体間を比較する場合には，CO を BSA で除した心係数（cardiac index: CI）を用います．CI は体表面積 1 m²あたりの心拍出量になります（L/min/m²）．

$$CI = \frac{CO}{BSA}$$

BSA は身長・体重を用いて計算されます．欧米人における測定結果をもとに作成された DuBois 式[7]と，日本人における測定結果をもとに作成された藤本式[8]が有名です．

DuBois 式＝身長$^{0.725}$×体重$^{0.425}$×0.007184
藤本式　　＝身長$^{0.663}$×体重$^{0.444}$×0.008883

かなり難しいので計算にはアプリやサイトを利用してください．
実際に身長 170 cm，体重 65 kg のヒトの BSA を計算してみます．
DuBois 式＝1.75 m²
藤本式　　＝1.71 m²

同じ身長・体重でも手足が長い欧米人は日本人と比較して若干体表面積が大きくなるので，計算結果は DuBois 式＞藤本式になります．日本人に関しては藤本式でもいいのかもしれませんが，臨床では DuBois 式が広く使われています．

さて，BSA によって体格による影響を補正した CI ですが，年齢や疾患によって異なります．そのため一概に正常値を論じることができないのですが，一般的に正常値は 2.6〜4.2 L/min/m² とされています．

> **CI の正常値**
> 2.6〜4.2 L/min/m²

▶ 年齢が CI に与える影響[9]

幼少期には成長に伴い急激に上昇し，10 歳前後で CI＞4 L/min/m²となり人生の最大値に達します．その後は加齢とともに低下し，80 歳では CI＝2.4 L/min/m²

程度になります．

正常値という考え方でみるなら，
- 10歳　4 L/min/m²
- 30歳　3.5 L/min/m²
- 50歳　3 L/min/m²
- 70歳　2.5 L/min/m²

くらいのイメージです 図10 ．

年齢からみると一般的な正常値である 2.6〜4.2 L/min/m² は 10〜75 歳くらいの振れ幅があると思ってください．

体格によらず，年齢はCIに大きな影響を与えます．

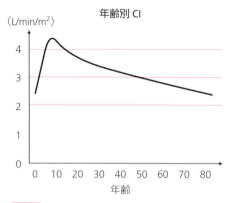

図10

▶疾患がCIに与える影響[9]

CIは疾患にも大きく影響されます．

末梢血管が拡張する脚気や甲状腺機能亢進症ではCIが上昇します．貧血では血液の酸素含有量が低下するので，CIを上昇させて酸素供給を担保する必要があります．

収縮能が低下する心筋障害や弁膜症，そして前負荷が低下する出血性ショックではCIが低下します．

CI 3.5 L/min/m² を 100％として，疾患別のCIを数値化した 図11 を示します．Guytonの教科書を参考に作成しました．

疾患の重症度にもよるので絶対値はあくまで参考程度ですが，重要なのは**CIが疾患によってかなりダイナミックに変動することです．**

最後に，COの正常値についてです．COの正常値は 5〜6 L/min とか 4〜8 L/min とか記載されている書物もありますが，体格（BSA）で補正したCIですらダイナミックに変動するので，COではさらに振れ幅が広くなってしまいます．そのため，正常値を設定することが難しく，さらに個別化して考えなくてはなりません．

参考までに計算してみます．

SECTION 04
心拍出量

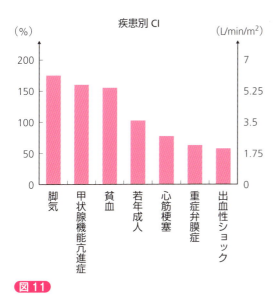

図11

170 cm，65 kg，BSA 1.75 m² (DuBois式) の30歳男性

30歳におけるCIの正常値は3.5 L/min/m²なので
CI＝CO/BSAを変形してCO＝CI×BSAに代入すると
CO＝3.5 L/min/m²×1.75 m²
　　＝6.125 L/min

155 cm，50 kg，BSA 1.47 m² (DuBois式) の30歳女性

30歳におけるCIの正常値は3.5 L/min/m²なので
CO＝3.5 L/min/m²×1.47 m²
　　＝5.145 L/min

年齢・体格など様々な母集団を統合してざっくり考えると大多数が4〜8 L/minくらいの範囲に入ってきそうです．あくまで参考程度なので，個体間比較には体格で補正したCIを使用することをお勧めします．

COの正常値
5〜6 L/min
成人男性: 6 L/min
成人女性: 5 L/min

第1章　呼吸・循環

COとCIのポイント

- CO は BSA に比例して増加するので個体間の比較には CI を用いる
- CI の正常値は 2.6〜4.2 L/min/m^2
- CI は年齢と疾患の影響を大きく受ける

≪参考文献≫

[1] Cohn JN, et al. Vasodilator therapy of cardiac failure(first of two part). N Engl J Med. 1977; 297: 27-31.

[2] Kumada M, et al. The cardiac output-heart rate relationship under different conditions. Jpn J Physiol. 1967; 17: 538-55.

[3] Fox K, et al. Heart rate as a prognostic risk factor in patients with coronary artery disease and left-ventricular systolic dysfunction (BEAUTIFUL): a subgroup analysis of a randomised controlled trial. Lancet. 2008; 372: 817-21.

[4] Hindricks G, et al. 2020 ESC Guidelines for the diagnosis and management of atrial fibrillation developed in collaboration with the European Association for Cardio-Thoracic Surgery (EACTS): The Task Force for the diagnosis and management of atrial fibrillation of the European Society of Cardiology (ESC) developed with the special contribution of the European Heart Rhythm Association (EHRA) of the ESC. Eur Heart J. 2021; 42: 373-498.

[5] Park H, et al. Resting heart rate and cardiovascular outcomes in patients with non-paroxysmal atrial fibrillation: CODE-AF registry. Int J Arrhythm. 2023; 24: 15.

[6] NCT03446326. URL: https://classic.clinicaltrials.gov/ct2/show/NCT03446326

[7] Bois DD, et al. A formula to estimate the approximate surface area if height and weight be known. 1916. Nutrition. 1989; 5: 303-11; discussion 312-3.

[8] 藤本薫喜, 他. 日本人の体表面積に関する研究: 第18篇 三期にまとめた算出式. 日本衛生学雑誌. 1968; 23: 443-50.

[9] Hall JE. Guyton and Hall Textbook of Medical Physiology, 13th ed. Philadelphia: Elsevier; 2015.

SECTION 05

酸素供給量
$DO_2 = CaO_2 \times CO$

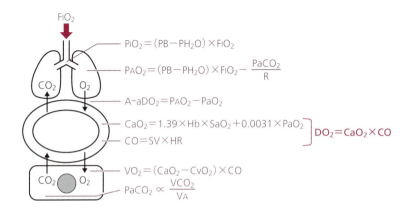

　CaO_2 と CO の積により求められるのが酸素供給量（delivery O_2: DO_2）です。
　これが心臓から駆出された血液に乗って運搬（delivery）される酸素量であり，酸素の需要供給バランスを考える上で重要な因子になります。
　そしてもう一つ，組織への酸素供給を考える上で大切な概念があります。
　それが，灌流（perfusion）です。
　本項では delivery と perfusion について解説していきます。

■ 酸素運搬（delivery）

　末梢へ運搬される酸素量は，血液に含まれる酸素量＝酸素含有量 CaO_2 に末梢へ届けられる血液量＝心拍出量 CO を乗じれば算出できます。これが酸素供給量（delivery O_2: DO_2）です。
　DO_2 は 1 分間あたりの酸素供給量（＝1 分間に何 mL の酸素を供給しているか）なので，単位は mL/min になります。

第1章　呼吸・循環

CaO_2（mL/dL）と CO（L/min）の積で計算しますが，CO の単位を dL/min にするために CO に 10 を乗じて DO_2 は下記のように表されます．

$$DO_2 = CaO_2 \text{（mL/dL）} \times CO \text{（L/min）}$$
$$= CaO_2 \text{（mL/dL）} \times \{CO \times 10\} \text{（dL/min）}$$
$$= (1.39 \times Hb \times SaO_2 + 0.0031 \times PaO_2) \times CO \times 10 \text{（mL/min）}$$

実例を使って計算してみます．

成人男性

正常値は CaO_2 20 mL/dL，CO 6 L/min でした．
$DO_2 = 20 \times 6 \times 10 = 1200$ mL/min＝1.2 L/min

成人女性

正常値は CaO_2 18 mL/dL，CO 5 L/min でした．
$DO_2 = 18 \times 5 \times 10 = 900$ mL/min＝0.9 L/min

CaO_2 は性別（Hb に影響）により異なり，CO も体格・年齢・疾患により異なるので，当然 DO_2 もこれらの影響を受けて変動します．が，一応全体を統合した正常値は 1000 mL/min（1 L/min）とされています．

DO_2 の正常値
全　体　：1000 mL/min
成人男性: 1200 mL/min
成人女性:　900 mL/min

※実際に数値を計算する時は $DO_2 = CaO_2 \times CO \times 10$ ですが，DO_2 は CaO_2 と CO に規定されるという概念が重要なので，臨床を考える上では

$$DO_2 = CaO_2 \times CO$$

と理解してよいと思います．

さて，以前の項でも述べてきたように CaO_2 は呼吸状態（主に酸素化）を反映し，CO は循環（主に心機能）を反映しています．つまり $DO_2 = CaO_2 \times CO$ という式

88

SECTION 05
酸素供給量

は，酸素供給が呼吸と循環によって成り立っていることを示す式とも言えます．

もう一度 DO_2 の式を見てみましょう **図1**．

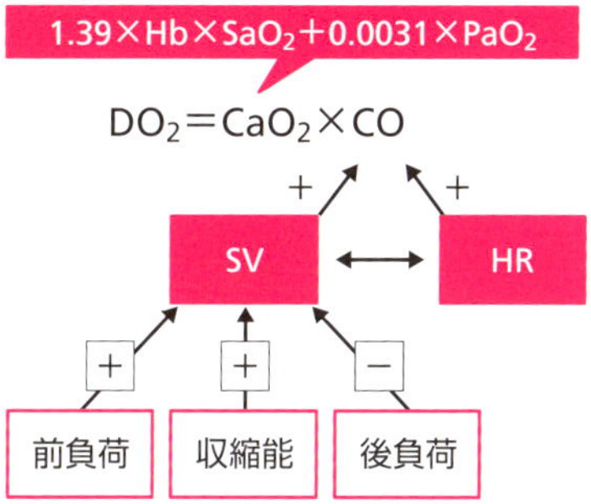

呼吸と循環を反映する CaO_2 と CO はそれぞれの構成要素が異なるため，基本的に独立して変動することになります．ただし，呼吸と循環は二人三脚で働いているため，

- 低酸素になれば CO を増加させて DO_2 を担保する

$$1.39×Hb×SaO_2+0.0031×PaO_2$$

$$DO_2=CaO_2×CO$$

図1

- 循環不全になれば CaO_2 を増加させて DO_2 を担保する

という代償機構が働きます．酸素供給を維持し恒常性を保つための機能です．

また，運動時など酸素需要が増加した場合は，CaO_2 と CO を増加させて酸素需要の増加に見合った酸素供給の増加をもたらします．

CaO_2 増加

運動時は頻呼吸・大呼吸になり換気量が増加します．

換気量増加は $PaCO_2$ を低下させ PaO_2 を上昇させます（PaO_2 式の項を参照）．$A-aDO_2$ を一定とすれば，PaO_2 上昇より SaO_2，PaO_2 が上昇し，結果として CaO_2 は上昇します．

CO 増加

運動時は交感神経の活性化により，SV と HR が上昇し CO は上昇します（CO＝SV×HR 式の項を参照）．

さらに，換気量（V）と CO（Q）が共に増加することで適切な V/Q 比が保たれ酸素化の維持にも寄与すると考えられます（換気血流不均衡: V/Q ミスマッチの項を参照）．

以上が，運動時に酸素供給を増加させ酸素の需要供給バランスを維持するための機能になります．

それではここで問題です．

第 1 章　呼吸・循環

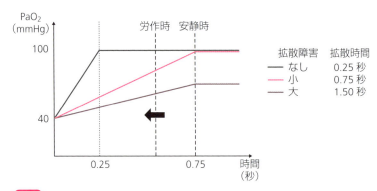

図2

　運動時に酸素供給が増やせない代表的な肺疾患はなんでしょうか？　運動時に低酸素になりやすい肺疾患と言い換えても良いかもしれません．
　答えは拡散障害（間質性肺炎など）です．
　拡散障害では労作などにより心拍出量が増加し，血液が肺毛細血管を通過する時間が短くなると低酸素に陥るのでした．つまり**拡散障害では運動により CO が上昇すると CaO_2 が低下することがあります**．これにより増加した酸素需要に対して十分な酸素供給が行えず，相対的な酸素供給不足に至ります．
　さらに CaO_2 低下が CO 上昇を上回れば DO_2 も低下し組織への酸素供給が絶対的に減少することにもなります．
　労作と拡散障害の関係を示した図を再掲載します 図2 ．労作により心拍出が増えて肺血管を血液が通過する時間が短くなるほど，拡散障害が大きくなるほど低酸素をきたしやすくなるのでした．
　詳細は A-aDO_2 式の項を参照してください．

酸素運搬のポイント

- 酸素の運搬 delivery は酸素供給量 DO_2 で考える
- DO_2 は CaO_2 と CO の積である
- CaO_2 は呼吸，CO は循環を評価している
- DO_2 の正常値は 1000 mL/min

SECTION 05
酸素供給量

■ 灌流（perfusion）

　心臓から十分な酸素が運搬されていれば（＝DO_2が十分であれば），組織への酸素供給が十分かというとそうではありません．DO_2が十分でも**血液が組織を灌流しなければ酸素は組織の細胞へ届けられないのです**．

　組織への灌流を考えてみましょう．

　心臓（左室）から拍出された血液は，動脈から細動脈を経て，毛細血管において組織へ酸素を供給し，細静脈から静脈を経て心臓（右房）に戻ります．途中で細分化はされますが，心臓から拍出された血液量と心臓に戻ってくる血液量は同じです（CO＝VR）．一方，血圧は血管抵抗により動脈→細動脈→毛細血管→細静脈…と進んでいくうちに低下していきます．これを示したのが 図3 になります．

　よく見かける図ですが，動脈と静脈の圧差が少しでもあれば毛細血管への血流が保たれ組織への灌流が維持されるような錯覚に陥ってしまうのが玉に瑕（キズ）です．

　組織への酸素供給を行う毛細血管は極細（内径 5 μm）血管の集合体ですが，ある程度の圧力がないと血液が均等に流れません．圧力が弱いと毛細血管の中でも内径が少し太く血液が流れやすい throughfare channel（大通り毛細血管，優先路と訳されます）を血液が通過し，組織に酸素を供給しないまま細静脈へ流れていきます．まさに循環のシャントが生じるのです 図4 ．

　いくら心臓から細動脈へ酸素を含んだ血液が送られてきても，血圧を維持していなければ毛細血管の灌流が不十分になり組織への酸素供給ができません．**組織への**

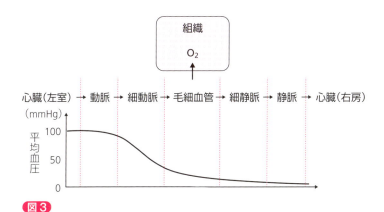

図3

第1章 呼吸・循環

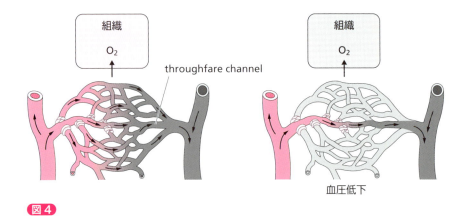

図4

酸素供給にはDO₂だけでなく血圧も重要なのです．

では，どれくらいの血圧があれば毛細血管の灌流を維持できるのでしょうか？

臓器によって差異はありますが，全体としては**平均血圧（mean atrial pressure: MAP）≧65 mmHgを維持**すればよいでしょう．敗血症診療ガイドライン[1]でもMAP≧65 mmHgを目標に管理することを推奨しており，この目標は敗血症以外の病態でも適応されることが多いと思います．もちろん，頭蓋内圧亢進症や高血圧既往など，個別に高めの目標MAPを設定する場面もあるので注意は必要です．

ちなみに平均血圧は臓器灌流の指標として使用されますが，収縮期血圧は降圧目標，拡張期血圧は冠動脈血流の指標として使用されることが多いです．最近は平均血圧を自動計算して表示してくれる医療機器（モニターなど）が普及していますが，自分でも計算できるように式を覚えておいてください（memo: 平均血圧の計算式）．

組織への酸素供給を考えればDO₂も血圧も高くすることが最高なのですが，そう簡単ではありません．DO₂の式を見てみましょう**図1**．

血圧を高くすると後負荷が上がります．後負荷が上がるとSVが低下し，COが低下する場合もあります．つまり，血圧を高くすることはDO₂を低下させる可能性があるのです．DO₂と血圧は相反する関係にあるので，最低限の血圧（MAP≧65

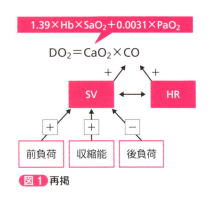

図1 再掲

mmHg）を維持しながら CaO_2 を増やし，DO_2 を最適化していく必要があります．

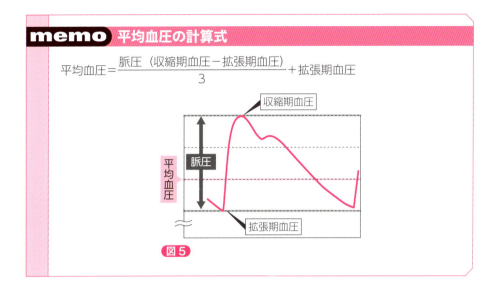

memo　平均血圧の計算式

$$平均血圧 = \frac{脈圧（収縮期血圧 - 拡張期血圧）}{3} + 拡張期血圧$$

図5

memo　VA-ECMO における血圧

　経皮的心肺補助（Percutaneous Cardio Pulmonary Support: PCPS, Veno-Arterial Extracorporeal Membrane Oxygenation VA-ECMO, 心臓 ECMO）における循環を考えてみます．PCPS を装着している場合の酸素供給量は基本的に機械により担保されます（自己心からの拍出があれば機械＋自己心）．VA-ECMO では機械の流量（CO）を設定でき，人工肺で CaO_2 も調整できます．つまり DO_2 が規定できるのです．では，十分な流量と酸素化・換気設定をしていれば血圧が低くても良いかと言えばそうではありません．やはり灌流を保つためにある程度の血圧は必要なのです．実際に，VA-ECMO 患者の生存率は MAP が高いほど有意に高かったという観察研究[2]もあります．ガイドラインに明確な MAP 目標値が記載されているわけではありませんが，MAP≧60〜70 mmHg を管理目標としている教科書はいくつかありました．筆者は組織の灌流を意識して MAP≧65 mmHg を目標にノルアドレナリンなどの昇圧薬（血管収縮薬）を調整しています．

第1章　呼吸・循環

灌流のポイント

- 酸素が血液で運搬（delivery）されても組織まで届かなければ意味がない
- 組織まで血液が行きわたるには灌流（perfusion）が重要
- 血圧は灌流（perfusion）を規定する因子
- 循環には酸素供給量と血圧が重要だが，相反することもある

≪参考文献≫

[1] 日本版 敗血症診療ガイドライン 2020. 日救急医学誌. 2021; 32（S1）: S1-S411.

[2] Tanaka D, et al. What is the optimal blood pressure on veno-arterial extracorporeal membrane oxygenation? Impact of mean arterial pressure on survival. ASAIO J. 2019; 65: 336-41.

SECTION 06

酸素消費量
$VO_2 = (CaO_2 - CvO_2) \times CO$

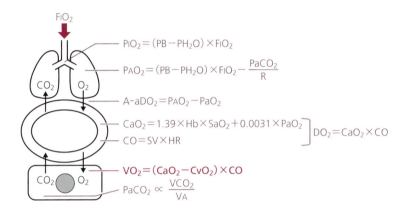

　ここまでは呼吸・循環により如何にして組織へ酸素を供給するのかという話をしてきました．

　本項ではどれくらいの酸素が実際に組織で消費されているのかを酸素消費量（VO_2）の式から考えていきます．

■ VO_2の式

　心臓から拍出され組織へ運ばれる酸素量から心臓に還ってくる酸素量を引いたものが組織で消費された酸素量＝酸素消費量（VO_2）になります．

　心臓から拍出され組織へ運ばれる酸素量は，DO_2なので「$CaO_2 \times CO$」です．

　心臓に還ってくる酸素量は，混合静脈血の酸素含有量（CvO_2）に静脈還流量（VR）を乗じることで求められるので「$CvO_2 \times VR$」です 図1 ．

第 1 章　呼吸・循環

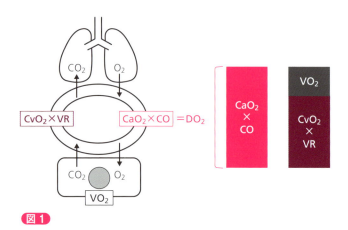

図1

つまり，酸素消費量（VO_2）は下記の式で表されます．
＊CO と VR の単位を dL/min にするために 10 を乗じています．

$$VO_2 = CaO_2 \times CO \times 10 - CvO_2 \times VR \times 10$$

さらに，心拍出量は静脈還流量に等しいので（memo: 循環平衡…$CO = VR$），

$$VO_2 = CaO_2 \times CO \times 10 - CvO_2 \times CO \times 10$$
$$= (CaO_2 - CvO_2) \times CO \times 10$$

となります．この式の中で，$CaO_2 - CvO_2$ は動脈血と静脈血の酸素含有量の差を示しており，これは arteriovenous oxygen difference（a-vO_2 diff）と言われています．

$$\text{a-}vO_2\text{ diff} = CaO_2 - CvO_2$$

では一般的な VO_2 をこの式を使って計算してみます．

成人男性

CaO_2 20 mL/dL，CO 6 L/min，Hb 15 g/dL，MetHb＋COHb＝3％とします．
一般的に SvO_2＝75％，PvO_2＝40 mmHg なので

SECTION 06
酸素消費量

$$CvO_2 = 1.39 \times Hb \times SvO_2 + 0.0031 \times PvO_2$$
$$= 1.39 \times (15 \times 0.97) \times 0.75 + 0.0031 \times 40$$
$$\fallingdotseq 15.3 \text{ mL/dL}$$

以上から

$$VO_2 = (CaO_2 - CvO_2) \times CO \times 10$$
$$= (20 - 15.3) \times 6 \times 10 = 282 \text{ mL/min}$$

成人女性

CaO_2 18 mL/dL，CO 5 L/min，Hb 13 g/dL，$MetHb + COHb = 3\%$とします．
一般的に $SvO_2 = 75\%$，$PvO_2 = 40$ mmHg なので

$$CvO_2 = 1.39 \times Hb \times SvO_2 + 0.0031 \times PvO_2$$
$$= 1.39 \times (13 \times 0.97) \times 0.75 + 0.0031 \times 40$$
$$\fallingdotseq 13.3 \text{ mL/dL}$$

以上から

$$VO_2 = (CaO_2 - CvO_2) \times CO \times 10$$
$$= (18 - 13.3) \times 5 \times 10 = 235 \text{ mL/min}$$

もちろん，性別や年齢などの条件により変化はありますが，男女合わせて考えると 250 mL/min くらいが平均でしょうか．

一般的にも VO_2の正常値は 250 mL/min と言われています．

VO_2が増加したり，低下したりする状況を **表1** に示します[1]．組織の代謝が活性化されると VO_2が増加します．逆に，運動を制限し，発熱を抑え，安静を保つことで代謝を抑えると VO_2が減少します．

表1

VO_2増加	VO_2減少
• 運動	• 無動
• 発熱	• 解熱，低体温
• 振戦	• 筋弛緩薬
• 疼痛	• 鎮痛
• 興奮	• 鎮静
• 炎症，敗血症	
• 外傷，熱傷，手術	

第 1 章　呼吸・循環

　臨床では増加した VO_2 を抑制し，DO_2 とのバランスを保つことで酸素の需要供給バランスを保つことが重要視されています．

　実際に数値を計算する時は $VO_2=(CaO_2-CvO_2)\times CO\times 10$ ですが，DO_2 のときと同様に，VO_2 は CaO_2-CvO_2 と CO に規定されるという概念が重要なので，臨床を考える上では「$VO_2=(CaO_2-CvO_2)\times CO$」と理解してよいと思います．

VO₂のポイント

- 心拍出量は静脈還流量に等しい…CO＝VR
- VO_2 は CaO_2-CvO_2 と CO に規定される…$VO_2=(CaO_2-CvO_2)\times CO$
- VO_2 の正常値は 250 mL/min
- 組織の代謝が活性化すると VO_2 は増加する

■ 酸素摂取率（O₂ER）

　さて VO_2 の正常値は 250 mL/min，DO_2 の正常値は 1000 mL/min だったので，VO_2 は DO_2 の 25％です．この DO_2 に対する VO_2 の比率は組織の酸素摂取率（O_2 extraction rate＝O_2ER）と呼ばれ，組織が動脈血の何％の酸素を摂取するのかをみています（図2）．

　O_2ER の正常値が 25％です．

　ベッドサイドで VO_2 や DO_2 を計算するのはちょっとハードルが高いですね．そこで，もっと簡単に O_2ER を推定する式もあります．

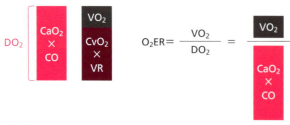

図2

SECTION 06
酸素消費量

$$O_2ER = \frac{VO_2}{DO_2}$$

$$= \frac{(CaO_2 - CvO_2) \times CO \times 10}{CaO_2 \times CO \times 10}$$

$$= \frac{CaO_2 - CvO_2}{CaO_2}$$

$$= 1 - \frac{CvO_2}{CaO_2}$$

ここで，Hb は動脈と静脈で一定であり，PaO_2とPvO_2を無視すると

$$O_2ER = 1 - \frac{SvO_2}{SaO_2}$$

となります．
さらに $SaO_2 = 100\%$ の場合は

$$O_2ER = 1 - SvO_2$$

に簡略化できます．

一般的な SvO_2 は 75% だったので $O_2ER = 25\%$ となるのです．

実臨床で $SaO_2 = 100\%$ となることは少ないですが，SvO_2を測定して 60% とかに低下していれば，O_2ER が 40% くらいに上昇しているなと感覚的に推定することはできます．

SvO_2低下は O_2ER 上昇を反映していると考えてください．

DO₂の正常値
1000 mL/min

VO₂の正常値
250 mL/min

O₂ER の正常値
25%

ここで SvO_2 についてお話しします．

基本的に動脈血酸素飽和度 SaO_2 は橈骨・上腕・大腿動脈のどこから採血しても同じ値です．一方で静脈血の酸素飽和度 SvO_2 はどこの静脈血なのかによって値が

99

変わります．組織によって血流や酸素消費量に差があり O_2ER が異なるためです．

そのため，全身評価をする際には末梢静脈の SvO_2 ではなく，中枢の静脈血で SvO_2 を測定しなくてはなりません．すべての静脈血が混合した血液（混合静脈血）は，心臓血もしくはそれが肺に拍出される肺動脈血です．以前は肺動脈カテーテル（Swan-Ganz カテーテル）をよく挿入していたので，この先端で測定できる肺動脈血酸素飽和度＝混合静脈血酸素飽和度＝SvO_2 を全身の酸素消費を判断する指標としていました．しかし，現在は Swan-Ganz カテーテルが挿入される機会も少なくなり，中心静脈カテーテルで測定できる上大静脈血酸素飽和度 $ScvO_2$ を指標にすることが多くなってきました（図3）.

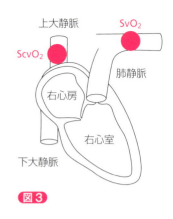

図3

厳密には上半身の O_2ER を反映する上大静脈血酸素飽和度で全身を語ることはよくないのかもしれません．実際に，健常人では下大静脈の酸素飽和度の方が上大静脈より高いと報告されています[2]．ただ，病態によって臓器の血流分布は様々であるため絶対値の差異を論じることは難しく，さらに患者の全身管理において SvO_2 と $ScvO_2$ のどちらが優れているという明らかなエビデンスはありません．そのため，臨床的に測定しやすい $ScvO_2$ を中枢の静脈血酸素飽和度（SvO_2）として全身管理の指標にしてよいと筆者は考えています．

O_2ER のポイント

- $O_2ER = \dfrac{VO_2}{DO_2}$，簡略式は $O_2ER = 1 - SvO_2$
- VO_2 は DO_2 の 25%，つまり $O_2ER = 25\%$ が正常値
- SvO_2 低下は O_2ER 上昇を反映している
- 臨床的に測定しやすい $ScvO_2$ を中枢血の SvO_2 として評価して良い

SECTION 06
酸素消費量

memo　循環平衡…CO=VR

　体内循環は基本的に閉鎖回路なので，心臓から拍出される血液量と心臓に還ってくる血液量は等しくなります．つまり，CO=VR です．
　CO は有名な Frank-Starling の法則を用いた心拍出曲線で示されます **図4A**．
　VR を示すのは Guyton の静脈還流曲線です **図4B** [3]．こちらの方が少しマニアックでしょうか．
　どちらの曲線も共通した変数（縦軸：血流量，横軸：充満圧）で記述されているので，2つの曲線を重ねて得られる交点は，心拍出量と静脈還流量が平衡に達する点でありこれを循環平衡 **図4C** と呼びます．Guyton はこの循環平衡こそが心拍出量を決定する因子であると述べています[3]．

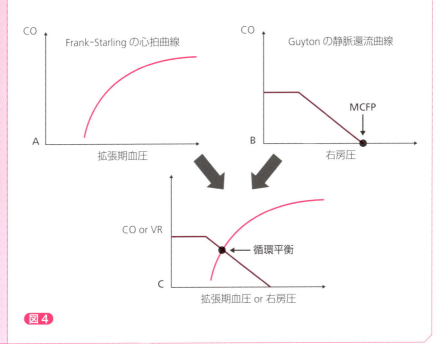

図4

第1章　呼吸・循環

memo　静脈還流式

Guyton の静脈還流式

$$VR = \frac{MCFP-RAP}{Rv}$$

MCFP: 平均循環充満圧
RAP: 右房圧
Rv: 静脈還流抵抗

Guyton は静脈還流を表す式も提唱しています．
この式は CO＝BP/SVR と同様にオームの法則に基づいており，流量＝圧力/抵抗となっています．オームの法則は色々な場面で活躍しますね．

循環を停止し血流がなくなった場合（CO＝VR＝0），全ての血管内圧が均一になります．この圧を平均循環充満圧（mean circulatory filling pressure: MCFP）と呼びます．VR＝0の場合はMCFPとRAP が等しくなることが，**図4** B からも VR＝（MCFP－RAP）/Rv の式からもわかると思います．

Rv は体循環系から右心房に静脈血が還流する際の抵抗です．

この式を正確に理解するのは難しく，医学部で教えるべきか？　という議論さえあります[4]．そのため詳細は成書に譲るとして，ここでは「MCFP－RAP」に注目して臨床で役立つ内容を考えてみます．

MCFP は循環を停止した時の全血管内圧であり，全血管容積（血管床）と内容量（血液量）に依存します．

- 血管床が同じ場合，血液量が多いと MCFP は高くなり，血液量が少ないと MCFP は低くなります
- 血液量が同じ場合，血管が収縮して血管床が小さくなると MCFP は高くなり，血管が拡張して血管床が大きくなると MCFP は低くなります．

つまり，輸液して循環血液量が増加すると MCFP が上昇し，血管拡張薬を使用して血管床と MCFP が低下するということです．

右室梗塞や心タンポナーデでは右房圧（RAP）が上昇します．このような病態で MCFP を低下させてしまうと「MCFP－RAP」が低下し，VR が激減することになります．**RAP が上昇している場合には VR を維持するため MCFP を上昇させることが必要**です．そして MCFP を上昇させる方法の一つが輸液です．RAP が上昇していると下大静脈や頸静脈が拡張しますが，それでも MCFP を上昇させるために勇気をもって輸液することが必要になる場面があるのです．

SECTION 06
酸素消費量

　また，これらの病態に血管拡張薬を投与すると MCFP を下げてしまうので良くありません．右室梗塞に硝酸薬が禁忌とされているのもこのためです．ただ，血管収縮薬を投与して MCFP を上げさえすればよいかというと一概にそうとも言えません．血圧が上昇し過ぎてしまうと左心室の後負荷になるため CO が低下してしまう可能性があります．そのため，適度な血圧を維持していくことが重要です．酸素供給と灌流のところでもそうでしたが，適度な血圧というのが循環では大切になってきます．

critical DO_2

　DO_2はCaO_2と CO を増加させることで容易に増加しますが，DO_2が増加すればそれに応じてVO_2も増加するわけではありません．通常の生命活動を維持するために必要な酸素はDO_2によらず一定であり $VO_2 = 250$ mL/min です．そのため，1000 mL/min の酸素が供給されても，2000 mL/min の酸素が供給されても，消費される酸素は 250 mL/min になります．何が変わっているかというと，O_2ERです．DO_2が上昇しても組織は必要な酸素しか消費しないのでO_2ER が低下します．O_2ER が低下しても必要な酸素を消費できている組織には何の影響もありません．

　逆に，DO_2が低下した場合はどうでしょうか．組織が必要な酸素が一定とすればO_2ER を上昇させて何とか恒常性を維持するしかありません．この **O_2ER の上昇こそが DO_2低下に対する代償機能**なのです．

表2

DO_2 (mL/min)	VO_2 (mL/min)	O_2ER (%)	
2000	250	12.5	
1000	250	25	
750	250	33	
500	250	50	
360	250	70	←ここまでが限界
250	250	100	

　しかし，O_2ER による代償にも限界があります．O_2ER を 100％にすることは不可能で，一般的な O_2ER の上限は 70％と言われています[5]（もちろん個人差があり

第1章 呼吸・循環

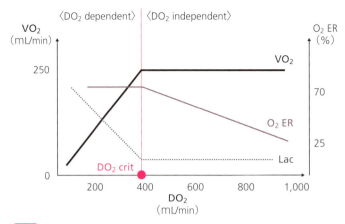

図5

ます）．つまり，O₂ER で代償できる DO₂ 低下の限界はおおよそ 360 mL/min までです．このように O₂ER 上昇で代償できる限界の DO₂ を critical DO₂（＝DO₂ crit）と呼んでいます．

健常人の実験から求めたヒトの DO₂ crit の平均値は 5.3 mL/kg/min でした[6]．成人男性 70 kg だと 5.3×70＝371 mL/min となり概ね 360 mL/min と一致します．もちろん体格差・個体差はあるのですが，DO₂ crit の正常値（基準値）は 300～400 mL/min と言われています．

では，DO₂ crit よりもさらに DO₂ が低下したらどうなるでしょうか？ その場合は，組織の需要に応じた酸素が供給されないことになるため，嫌気性代謝が亢進し，乳酸値が上昇してしまします．

以上を図で表すと 図5 のようになります．DO₂ crit より DO₂ が低い場合，VO₂ は DO₂ に依存する（DO₂ が低下すると VO₂ も低下する）ので DO₂ dependent と称します．DO₂ crit より DO₂ が高い場合，VO₂ は DO₂ に依存せず一定の値をとる（DO₂ が変化しても上昇しても VO₂ は変化しない）ので DO₂ independent と称します．dependent は依存，independent は独立という意味ですね．

さて，ここまでは健常人の話でしたが，敗血症のような重症患者についても考えていきましょう 図6．敗血症では，サイトカインが放出され組織の酸素消費が亢進し，通常（250 mL/min）より VO₂ が上昇します．さらに，ミトコンドリア障害から細胞における酸素消費が障害され，O₂ER が低下するため DO₂ crit は増加します（敗血症では O₂ER が最大でも 50～60％までしか上昇しないと言われており，それ以下になることもあります[5]）．また，通常は DO₂ crit 以上の DO₂ では VO₂ が

SECTION 06
酸素消費量

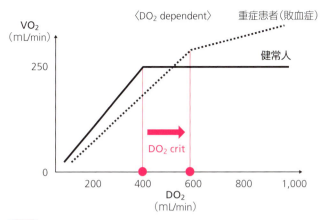

図6

一定になるはずですが，敗血症ではDO_2増加に応じてVO_2も増加するDO_2 dependentとなります．これをpathological DO_2 dependency（病的なDO_2依存）と呼んでいます[7]．

この生理学から考えると，敗血症ではDO_2を高めに管理することが予後改善につながりそうに思えます．それに基づいて心拍出量を増やすことで酸素供給量を意図的に増加させる「supranormal oxygen delivery」が重症患者の予後を改善すると提唱したのがアメリカのWilliam C. Shoemakerでした．彼は1988年に大侵襲外科術後患者に対して「supranormal oxygen delivery」を行い死亡率が低下したという画期的な報告をしています[8]．しかし，この効果は後の大規模RCTで否定され[9,10]，2008年のSurviving Sepsis Campaign guideline: SSCG 2008では酸素供給量を増やすために心拍出量を増加させる治療戦略を推奨しないと明言しました[11]．

敗血症では早期から心筋障害（memo: 敗血症性心筋症）が生じ，心拍出量増加目的にカテコラミンを投与することは，逆に敗血症心筋障害を助長してしまい予後の悪化につながる可能性があるのです．最近はむしろβ刺激による心保護が有用ではないかという報告が多くなっていますね．

memo　敗血症性心筋症

敗血症性心筋症（sepsis-induced cardiomyopathy: SICM）は敗血症に合併する可逆的な心筋障害であり，死亡率の増加と関連しています[12]．

PAMPsやDAMPsが原因となり，主に心筋循環不全・心筋抑制・ミトコンドリア機能障害の3つの機序が相互に影響して心筋障害を生じます[13] 図7 .

　SICMが進行するとCO低下によりDO_2も低下します．このDO_2低下が敗血症におけるDO_2 critを下回った場合には，ドブタミンのような強心薬や経皮的心肺補助装置によるサポートを考慮する必要があります．supranormal oxygen delivery戦略のようにDO_2を不必要に上げるべきではありませんが，許容できないほど低下した場合にはDO_2を上げる努力をしなければならないのです．

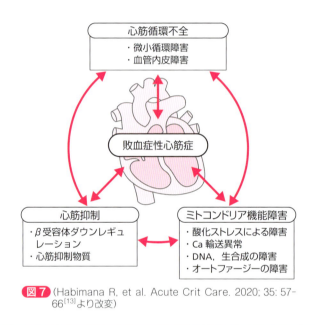

図7 (Habimana R, et al. Acute Crit Care. 2020; 35: 57-66[13]より改変)

critical DO_2のポイント

- DO_2低下をO_2ER上昇により代償する
- O_2ER上昇で代償できる限界のDO_2をcritical DO_2（＝DO_2 crit）と呼ぶ
- DO_2 critの正常値（基準値）は300〜400 mL/min
- 敗血症ではO_2ERが低下するためDO_2 critは増加する

SECTION 06
酸素消費量

■ O_2ER と輸血

　皆さんは何を基準（トリガー）に赤血球輸血をしているでしょうか．ガイドラインに記載されている Hb<7.0 g/dL[14]を指標にして自動的に輸血をしていませんか？　有名な「The ICU Book」の著者である Paul L Marino は著書「Oxygen」で，Hb 濃度のみを指標に輸血を行うべきではないと述べています[15]．

　我々が赤血球輸血をする目的は酸素供給量＝DO_2の維持です．Hb 濃度を上昇させることは DO_2 を維持する手段に過ぎません．そして，DO_2 をどれくらいに維持しなければならないのかというと，組織に十分な酸素供給を行える DO_2 crit 以上に維持することが必要になります．

　ということは，赤血球輸血を行うトリガーは Hb 濃度ではなく，DO_2 であるべきです．DO_2 が DO_2 crit を下回った場合に赤血球輸血を行うことが本質的な考え方なのです．

　では DO_2<DO_2 crit となっていることをどのように評価すれば良いでしょうか？

　DO_2 は計算式から求めることもできますが，特に CO の測定は Swan-Ganz カテーテルでも挿入していない限り不正確になります．さらに DO_2 crit は VO_2 も加味した相対的な数値になるため直接計算することが困難です．

　ここで登場するのが O_2ER です．O_2ER の上限は個人や疾患により差がありますが 50～70%の範囲で変動します．我々が赤血球輸血をしようとするのは疾患を有している患者なので，ゆとりを持って O_2ER の上限が 50%と考えます．つまり，O_2ER>50%となったらそれ以上は O_2ER を上げることで代償できないので，DO_2 を上昇させるしかない＝赤血球輸血するしかないと判断します．O_2ER>50%を赤血球輸血のトリガーにするという考え方です．これは前述の Marino も提唱しています[15]．

　O_2ER は簡易的には

$$O_2ER = 1 - \frac{SvO_2}{SaO_2}$$

の式から求めることができるので臨床的であり有用と思われます．

　さらに SaO_2＝100%として簡略化するなら

第1章 呼吸・循環

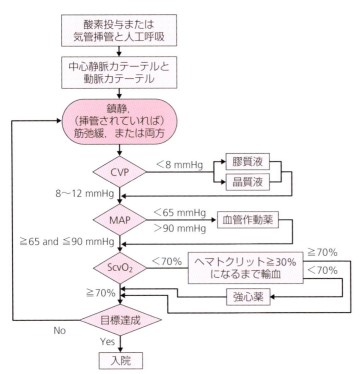

図8 (田中竜馬. Controversial 敗血症の初期蘇生において EGDT プロトコールは有効か？ 医学書院; 2014-11-24. https://www.igaku-shoin.co.jp/paper/archive/y2014/PA03102_02[16] より)

$O_2ER = 1 - SvO_2$

の式となり，$SvO_2 < 50\%$ を輸血トリガーして考えることもできます．

　ただし，O_2ER を使用する際には注意が必要です．敗血症やシアン中毒などミトコンドリア機能障害を生じる疾患では O_2ER の上限が 50% よりも低くなる可能性があります．その場合は乳酸値や臓器障害，身体所見などから総合的に判断して $DO_2 < DO_2\ crit$ となっていないかを考察しなければなりません．

　ちなみに，今はもう使用しなくなっていますが，ひと昔前の敗血症治療戦略である Early Goal-Directed Therapy (EGDT)[17]では，$SvO_2 < 70\%$ でヘマトクリット $< 30\%$ なら輸血するように推奨していました 図8．

　この O_2ER と似たような赤血球輸血閾値の指標が a-vO$_2$ diff です．

SECTION 06
酸素消費量

前述の通り

$$a\text{-}vO_2 \text{ diff} = CaO_2 - CvO_2$$

です．式を詳しく分解すると，

$$
\begin{aligned}
a\text{-}vO_2 \text{ diff} &= CaO_2 - CvO_2 \\
&= (1.39 \times Hb \times SaO_2 + 0.0031 \times PaO_2) \\
&\quad\quad - 1.39 \times Hb \times SvO_2 + 0.0031 \times PvO_2 \\
&= 1.39 \times Hb \times (SaO_2 - SvO_2) + 0.0031 \times (PaO_2 - PvO_2)
\end{aligned}
$$

$0.0031 \times (PaO_2 - PvO_2)$ は無視できるほど小さいので

$$a\text{-}vO_2 \text{ diff} = 1.39 \times Hb \times (SaO_2 - SvO_2)$$

と表せます．

a-vO$_2$ diff の上昇は酸素消費の増加を反映しているため，a-vO$_2$ diff が一定以上になったら赤血球輸血をするという戦略も存在します．

2020 年に発表された観察研究[18]では，a-vO$_2$ diff ＞3.7 mL/min で赤血球輸血を実施した群で 90 日生存率が高かったと報告しています．ただ，この研究は Hb 濃度が 7～10 g/dL の患者を対象としているので，我々が一般的に輸血をしている Hb 濃度 ＜7 g/dL の患者にこの戦略や閾値を適応することには注意が必要です．

- O$_2$ER＝比から酸素消費を考える指標
- a-vO$_2$ diff＝差から酸素消費を考える指標

と言えますが，数値の差を見ている a-vO$_2$ diff は Hb 濃度の高低がその数値が影響してしまうので，どちらかを使用するなら O$_2$ER であろうと筆者は考えています．

いずれにしても，Hb 濃度だけを指標にするのではなく，O$_2$ER や a-vO$_2$ diff といった酸素消費量＝VO$_2$にも着目して輸血適応を判断してく姿勢が重要と思われます．

第1章　呼吸・循環

O₂ER と輸血のポイント

- 赤血球輸血の目的は DO_2 crit 以上の酸素供給量を維持することである
- DO_2 が DO_2 crit を下回った場合に赤血球輸血を行う必要がある
- O₂ER＞50％が赤血球輸血のトリガーとして有用かもしれない
- Hb 濃度だけではなく VO_2 を意識して輸血を考える

≪参考文献≫

[1] McLellan SA, et al. Oxygen delivery and haemoglobin. Contin Educ Anaesth Crit Care Pain. 2004; 4: 123-6.

[2] Reinhart K, et al. The value of venous oximetry. Curr Opin Crit Care. 2005; 11: 259-63.

[3] Hall JE. Guyton and Hall Textbook of Medical Physiology, 13th ed. Philadelphia: Elsevier; 2015.

[4] 砂川賢二．Guyton の静脈還流は医学部で教えるべきである．循環制御．2016; 37: 168-77.

[5] Walley KR. Use of central venous oxygen saturation to guide therapy. Am J Respir Crit Care Med. 2011; 184: 514-20.

[6] Koons NJ, et al. Identifying critical DO_2 with compensatory reserve during simulated hemorrhage in humans. Transfusion. 2022; 62: S122-9.

[7] Dunn JOC, et al. Physiology of oxygen transport. BJA Education. 2016; 16: 341-8.

[8] Shoemaker WC, et al. Prospective trial of supranormal values of survivors as therapeutic goals in high-risk surgical patients. Chest. 1988; 94: 1176-86.

[9] Gattinoni L, et al. A trial of goaloriented hemodynamic therapy in critically ill patients. N Engl J Med. 1995; 333: 1025-32.

[10] Hayes MA, et al. Elevation of systemic oxygen delivery in the treatment of critically ill patients. N Engl J Med. 1994; 330: 1717-22.

[11] Dellinger RP, et al. Surviving sepsis campaign: international guidelines for management of severe sepsis and septic shock: 2008. Crit Care Med. 2008; 36: 296-327.

[12] Geri G, et al. Cardiovascular clusters in septic shock combining clinical and echocardiographic parameters: a post hoc analysis. Intensive Care Med. 2019; 45: 657-67.

[13] Habimana R, et al. Sepsis-induced cardiac dysfunction: a review of pathophysiology. Acute Crit Care. 2020; 35: 57-66.

[14] Carson JL, et al. Red Blood Cell Transfusion: 2023 AABB International Guidelines. JAMA. 2023; 330: 1892-902.

[15] Marino PL. Oxygen: Creating a New Paradigm. Wolters Kluwer; 2021.

[16] 田中竜馬．Controversial　敗血症の初期蘇生において EGDT プロトコールは有効か？ 医学書院; 2014-11-24．https://www.igaku-shoin.co.jp/paper/archive/y2014/PA03102_02

[17] Rivers E, et al. Early goal-directed therapy in the treatment of severe sepsis and septic shock. N Engl J Med. 2001; 345: 1368-77.

[18] Fogagnolo A, et al. Using arterial-venous oxygen difference to guide red blood cell transfusion strategy. Crit Care. 2020; 24: 160.

SECTION 07

二酸化炭素産生量

$$PaCO_2 \propto \frac{VCO_2}{V_A}$$

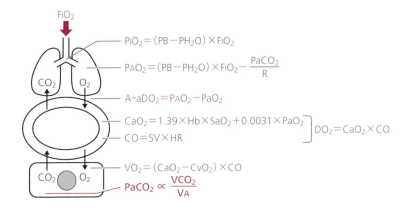

　組織は酸素を消費しながら二酸化炭素を産生しています．
　この二酸化炭素を回収して肺に運搬し呼気として排泄するのも循環と呼吸の重要な役割といえます．
　本項では二酸化炭素に注目した式から呼吸と循環を考えてみます．

■ 呼吸商（R）と二酸化炭素産生量（VCO₂）

　血液によって運搬された酸素は組織の代謝に使用されます．その代謝は，糖質・脂質・たんぱく質の三大栄養素を酸素を利用して分解し，エネルギー（ATP）を産生するというものです．その際に副産物として二酸化炭素が産生されますが，酸素消費量（VO₂）と二酸化炭素産生量（VCO₂）の比が呼吸商（R）になります．

第1章　呼吸・循環

呼吸商＝二酸化炭素産生量/酸素消費量

$$R = \frac{VCO_2}{VO_2}$$

呼吸商は肺胞気式 $PAO_2 = (PB - PH_2O) \times FIO_2 - PaCO_2/R$ でも登場しました．この時は呼吸商＝0.8 として計算しましたが，もう少し細かく見ていきます．

▶糖質

代表的な糖質であるグルコース（化学式＝C6H12O6）の代謝式を示します．

$C6H12O6 + 6O_2 + 6H_2O \rightarrow 6CO_2 + 12H_2O +$ エネルギー

6 個の O_2 を消費して 6 個の CO_2 を産生しているので
呼吸商は 6/6＝1.0 です．

糖質には二糖類・多糖類もありますが，すべて Cn（H_2O）n＝CnH_2nOn の一般式で表されるので，糖質の呼吸商は 1.0 になります．

▶脂質

脂質には多くの種類がありますが，脂質全体を平均すると呼吸商は 0.7 になります．

一般的な脂質であるトリパルミチン酸（化学式＝C51H98O6）の代謝式

2（C51H98O6）$+ 145O_2 \rightarrow 102CO_2 + 98H_2O +$ エネルギー

145 個の O_2 を消費して 102 個の CO_2 を産生しているので呼吸商は 102/145≒0.7 です．

もう一つ，オレイン酸（化学式＝C18H34O2）の代謝式は

2（C18H34O2）$+ 51O_2 \rightarrow 36CO_2 + 34H_2O +$ エネルギー

51 個の O_2 を消費して 36 個の CO_2 を産生しているので呼吸商は 36/51≒0.7 です．

SECTION 07
二酸化炭素産生量

ほとんどの脂質の呼吸商は 0.7 に近似します.

▶ **たんぱく質**

糖質と脂質は炭素（C），酸素（O），水素（H）で構成されますが，たんぱく質は構成要素に窒素（N）なども含みます．より複雑な代謝が行われるため式で簡単に表すことは困難ですが，概ねたんぱく質の呼吸商は 0.8 になります．炭水化物と脂質の中間くらいと覚えておくとよいでしょう．

栄養素によって呼吸商が異なることが理解できたと思います．そうすると，**代謝する栄養素の比率によって全体の呼吸商も変動するはずです．**

実際に，運動時や糖質を摂取したあとは炭水化物の代謝が中心となるので呼吸商は 1.0 に近づきます．一方，安静時や糖質を摂取していない場合は脂質が代謝の中心となるため呼吸商は 0.7 に近づきます．つまり，呼吸商は 0.7～1.0 の間で変動するため常に一定ではないのです．ただ，それでは肺胞気式などに利用することが難しいので標準的なエネルギー代謝をした場合の呼吸商というのがあります．それが**標準的呼吸商 0.8** です．

呼吸商を臨床で意識するのは 2 型呼吸不全における栄養剤の選択くらいでしょうか．COPD など CO_2 の排泄に障害がある呼吸不全では，組織での CO_2 産生をできるだけ少なくしたいので呼吸商の低い低糖質高脂質の栄養剤を選択することもあります．

ちなみに，酸素消費量 VO_2 の正常値は 250 mL/min だったので，呼吸商 0.8 を使用して計算すると，下記のように二酸化炭素産生量 VCO_2 が導けます．

呼吸商＝二酸化炭素産生量/酸素消費量

$$R = \frac{VCO_2}{VO_2}$$

$$0.8 = \frac{VCO_2}{250}$$

$$VCO_2 = 200 \text{ mL/min}$$

呼吸商 0.8 における VCO_2 の正常値は 200 mL/min です.

VCO_2 は間接熱量計を用いて実測することも可能ですが，測定機器が高価であり測定法も煩雑（測定条件や校正）であることから一般的ではありません．

JCOPY 498-00106

第1章 呼吸・循環

呼吸商と二酸化炭素産生量のポイント

- $R = \dfrac{VCO_2}{VO_2}$
- 各栄養素における R は糖質 1.0，脂質 0.7，たんぱく質 0.8
- 全体として R＝0.8 と考えるが，代謝する栄養素により変化する
- 2 型呼吸不全では R の低い低糖質高脂質の栄養を検討する
- 呼吸商 0.8 における VCO_2 正常値は 200 mL/min

死腔換気と肺胞換気

　ヒトの一回換気量は 500 mL 程度でしたが，全てが肺胞に到達しガス交換を受けるわけではありません．ガス交換が行われない領域は死腔と呼ばれます．

　鼻腔～口腔～終末細気管支（第 16 分岐）までは肺胞に接しておらずガス交換が行われないため解剖学的死腔となります．

　さらに，換気はあるものの血流の存在しない肺胞もガス交換が行われず肺胞死腔となります 図1．

　この解剖学的死腔と肺胞死腔を合わせて生理学的死腔と呼びます．単純に死腔と

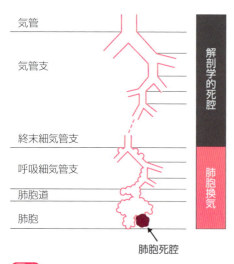

図1

言えば生理学的死腔を意味することが一般的です.

> 生理学的死腔（死腔）＝解剖学的死腔＋肺胞死腔

一回換気量（tidal volume: V_T）は肺胞換気量と生理学的死腔（死腔）換気量を合わせた量になるので次の式で表されます.

> $V_T＝V_A＋V_D$
> V_A: 一回肺胞換気量, V_D: 一回死腔換気量

解剖学的死腔は 2 mL/kg[1] として計算することが多く，健常人では肺胞死腔がほとんどないため解剖学的死腔≒生理学的死腔と考えて差し支えありません. ただし，肺塞栓症，COPD，喘息などの疾患では肺胞死腔が増大し，解剖学的死腔＜生理学的死腔となります. どの程度の肺胞死腔があるのかは病態や重症度により様々であり，体位や呼吸様式によっても差があります. また，死腔の測定も非常に煩雑です. そのため，死腔の絶対値や死腔率を正確に求めることは臨床的に重要ではありません.

大切なのは下記の 3 点を理解しておくことです.
- 一回換気量は肺胞換気と死腔換気に分けられる
- ガス交換に関わるのは肺胞換気のみである
- 病的肺では死腔換気が増加する

> 解剖学的死腔　正常値
> 2 mL/kg
> 健常人　肺胞死腔≒0　解剖学的死腔≒生理学的死腔
> 病的肺　肺胞死腔↑　解剖学的死腔＜生理学的死腔

ここで死腔を意識して分時換気量（minute volume: MV）について考えてみたいと思います.

MV は人工呼吸器の画面では「MVe」や「V_{Etot}」などと表示され，ICU ではモニタリングすべき項目の一つとなっています **図2**.
＊e や E は expiratory の頭文字です

第 1 章　呼吸・循環

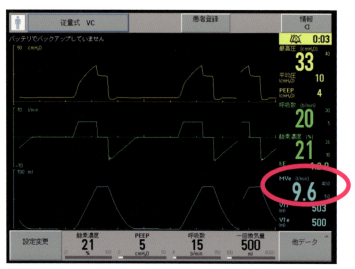

図2
(製造販売業者: フクダ電子株式会社，製造業者: MAQUET Critical Care AB)

MV は V_T と呼吸数 f の積で計算され下記の式で表されます．

MV＝V_T×f

この式は換気の指標として有名であり，MV こそが CO_2（P_ACO_2や $PaCO_2$）と相関するように思われますが間違いです．
死腔は肺胞でのガス交換に関与しないため，一回換気量 V_T から死腔換気量 V_D を引いた肺胞換気量 V_A が CO_2 を規定することになります．

V_A＝V_T－V_D

つまり，
CO_2 と相関するのは分時換気量（MV＝V_T×f）ではなく
分時肺胞換気量（$\dot{V}_A$＝V_A×f）
なのです．

症例を提示します．
V_D 150 mL の患者において，2 つの呼吸条件で MV と $\dot{V}_A$ を計算します．

$①V_T=500$ mL, $f=10$/min

$\quad$ MV$=500\times10$

$\qquad =5000$ mL/min

$\qquad =5.0$ L/min

$\quad \dot{V}_A=(500-150)\times10$

$\qquad =3500$ mL/min$=3.5$ L/min

500 mL

150 mL

| 死腔換気 | 肺胞換気 | ×10回 |

$②V_T=250$ mL, $f=20$/min

$\quad$ MV$=250\times20$

$\qquad =5000$ mL/min

$\qquad =5.0$ L/min

$\quad \dot{V}_A=(250-150)\times20$

$\qquad =2000$ mL/min$=2.0$ L/min

250 mL

150 mL

| 死腔換気 | 肺胞換気 | ×20回 |

どちらも MV は同じですが $\dot{V}_A$ は大きく異なっています．①と②ではどちらの $PaCO_2$が高くなるでしょうか？ $\dot{V}_A$ の少ない②の方が $PaCO_2$は高くなります．

人工呼吸器が測定し表示しているのは MV の方ですが，表示された MV 値だけをみて管理していると思わぬ落とし穴にハマることがあります．前述のように死腔は個人差も大きく，肺疾患により増加します．容易に測定できないため推定しかできませんが，常に死腔を意識して換気量と CO_2 を評価してください．

死腔換気と肺胞換気のポイント

- 生理学的死腔＝解剖学的死腔＋肺胞死腔
- 解剖学的死腔の正常値 2 mL/kg
- 肺胞死腔は健常人ではほとんどないが，病的肺では増加
- 一回換気量＝肺胞換気＋死腔換気
- ガス交換に関わるのは肺胞換気のみ
- CO_2と相関するのは分時換気量（MV）ではなく分時肺胞換気量（VA）

肺胞換気式

P_AO_2を表すのが

肺胞気式　$P_AO_2=(P_B-P_{H_2O})\times F_IO_2-PaCO_2/R$ でした．

P_ACO_2を表すのが肺胞換気式です．

第1章　呼吸・循環

肺胞換気式　$P_{A}CO_2 = \kappa \times \dfrac{VCO_2}{\dot{V}_A}$

$P_{A}CO_2$: 肺胞気二酸化炭素分圧
VCO_2: 二酸化炭素産生量
$\dot{V}_A$: 分時肺胞換気量
κ: 係数

この肺胞換気式を導出してみます.

大気中の二酸化炭素濃度は無視できるほど小さいので，呼気から排泄される二酸化炭素は全て体内で産生されたものになります.

二酸化炭素排泄量＝二酸化炭素産生量 VCO_2

二酸化炭素排泄量は，肺胞換気量 $\dot{V}_A$ と肺胞気二酸化炭素濃度 $F_{A}CO_2$ の積として表せます.

二酸化炭素排泄量＝$\dot{V}_A \times F_{A}CO_2$

この2つの式をまとめると下記になります.

$VCO_2 = \dot{V}_A \times F_{A}CO_2 \quad \cdots①$

$F_{A}CO_2$ は濃度なので，係数 κ を用いて我々が慣れている分圧 $P_{A}CO_2$ に変換します.

$P_{A}CO_2 = \kappa \times F_{A}CO_2$

ここに①を変形した $F_{A}CO_2 = \dfrac{VCO_2}{\dot{V}_A}$ を代入すると

肺胞換気式　$P_{A}CO_2 = \kappa \times \dfrac{VCO_2}{\dot{V}_A}$

が導出できました.

さらに，CO_2 は O_2 の20倍拡散しやすい気体なので $P_{A}CO_2 = PaCO_2$ とみなすことができます.

$PaCO_2 = PaCO_2 = \kappa \times \dfrac{VCO_2}{\dot{V}_A}$

重要なのは $PaCO_2$ が VCO_2 と $\dot{V}_A$ に規定されるということです. 係数 κ は重要で

118

SECTION 07
二酸化炭素産生量

はないので，この関係を比例の記号で表すと

$$PaCO_2 \propto \frac{VCO_2}{\dot{V}_A}$$

になります．当然ですが VCO_2 が上昇すると $PaCO_2$ が上昇し，$\dot{V}_A$ が上昇すると $PaCO_2$ は低下します．

VCO_2 が上昇するのはいつでしょうか？ 二酸化炭素産生は組織における酸素消費の結果として生じるので，VO_2 上昇が VCO_2 上昇をもたらします．代表例は発熱や運動です．ただし，発熱・運動では同時に $\dot{V}_A$ も上昇することが多いので，$PaCO_2$ は上昇しないかむしろ低下することもあります．

VCO_2 が低下するのはいつでしょうか？ 発熱や運動の逆である解熱・鎮静です．ただし，鎮静により呼吸が抑制されて $\dot{V}_A$ が低下すれば $PaCO_2$ が上昇することもあります．

最後に，VCO_2 を一定とした場合について考えてみます．

$PaCO_2 \propto VCO_2/\dot{V}_A$ の式において VCO_2 が一定となるので，**$PaCO_2$ は $\dot{V}_A$ に反比例する**ことになります．

この関係を **図3** で示してみます[2]．

正常（健常人）は $PaCO_2$ 40 mmHg，$\dot{V}_A$ 4〜5 L/min くらいです．

慢性高二酸化炭素血症を有する COPD 患者などは赤丸のように Y 軸に近い曲線上に位置しています．少しの $\dot{V}_A$ 低下が急激な $PaCO_2$ 上昇をもたらすことが曲線からわかります．

COPD 患者では鎮静薬や気道感染を契機に少し $\dot{V}_A$ が低下しただけで容易に CO_2

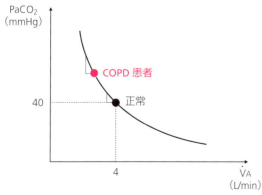

図3

第1章　呼吸・循環

が貯留してしまうことを経験しますが，これは $PaCO_2$ が $\dot{V}A$ に反比例しているからなのです．

肺胞換気式のポイント

- 肺胞換気式　$P_ACO_2 = \kappa \times \dfrac{VCO_2}{\dot{V}A}$
- $PaCO_2$ は VCO_2 と $\dot{V}A$ で規定される
- VCO_2 が一定なら $PaCO_2$ は $\dot{V}A$ に反比例する
- 慢性高二酸化炭素血症では少し $\dot{V}A$ が低下しただけで容易に CO_2 が貯留する

Pv-aCO₂

Pv-aCO$_2$（veno-arterial PCO$_2$, CO$_2$ gap）は混合静脈血二酸化炭素分圧（PvCO$_2$）と動脈二酸化炭素分圧（PaCO$_2$）の差であり，式で表すと下記になります．

$$Pv\text{-}aCO_2 = PvCO_2 - PaCO_2$$

測定は動脈血と静脈血を採取して血液ガス分析を行います．

＊PvO$_2$ は混合静脈血と上大静脈血で若干の差がありましたが，PvCO$_2$ に関しては混合静脈血と上大静脈血でほぼ一致すると言われています[3]．

別の方法で Pv-aCO$_2$ を導いてみようと思います．

まず，血液中の二酸化炭素含有量（CO$_2$ content: CCO$_2$）は生理学的範囲内では二酸化炭素分圧（PCO$_2$）とほぼ比例関係にあると言われています **図4**．PCO$_2$ からみれば次の式でこの比例関係を表せます．

$$PCO_2 = \alpha \times CCO_2$$
α: 係数

＊PCO$_2$ が高くなると直線ではなくなりますが，概ね比例していると考えてください

また，酸素消費量と同じ考え方をすれば，二酸化炭素産生量 VCO$_2$ は，静脈と動脈血の二酸化炭素含有量の差（CvCO$_2$ − CaCO$_2$）に血流量（CO）乗じることで算出できます．

120

SECTION 07
二酸化炭素産生量

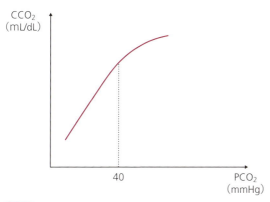

図4

$$VCO_2 = CO \times (CvCO_2 - CaCO_2)$$

これに

$$PCO_2 = \alpha \times CCO_2 \rightarrow CCO_2 = \frac{PCO_2}{\alpha}$$ を代入すると

$$VCO_2 = CO \times (\frac{PvCO_2}{\alpha} - \frac{PaCO_2}{\alpha})$$

$$\alpha \times VCO_2 = CO \times (PvCO_2 - PaCO_2)$$

$$Pv\text{-}aCO_2 = \alpha \times \frac{VCO_2}{CO} \quad \cdots 式①$$

となります．Pv-aCO$_2$はVCO$_2$とCOによって規定されるという式になりました．

$$Pv\text{-}aCO_2 = PvCO_2 - PaCO_2 = \alpha \times \frac{VCO_2}{CO}$$

Pv-aCO$_2$の正常値は 2〜6 mmHg[4]であり，Pv-aCO$_2$＞6 mmHg を上昇と定義する研究が多いようです．

Pv-aCO$_2$　正常値
2〜6 mmHg

次に Pv-aCO$_2$ を測定する臨床的意義について考えていきます．

これを考える上で重要なのは，VCO$_2$が組織低酸素によって低下することです．

第 1 章　呼吸・循環

組織は酸素を消費して二酸化炭素を産生しているので，消費する酸素が少なければ産生する二酸化炭素も少なくなるのは当然ですね．VO_2 が低下すれば VCO_2 も低下する，これは呼吸商の式からも明らかです．

$$R = \frac{VCO_2}{VO_2}$$

呼吸商が一定であれば VO_2 が低下すれば VCO_2 も低下します．
つまり，組織低酸素では VCO_2 が低下し $Pv-aCO_2$ も低下することになります．（式①からも VCO_2 低下→$Pv-aCO_2$ 低下がわかります）

もう一つの重要な考え方は，好気性 CO_2 と嫌気性 CO_2 に着目することです（memo: 好気性 CO_2 と嫌気性 CO_2）．組織低酸素では嫌気性 CO_2 が増加しますが好気性 CO_2 は減少します．嫌気性 CO_2 増加＜好気性 CO_2 減少であるため全体としての二酸化炭素産生量（VCO_2）は低下するのです[5]．

いずれにしても，組織低酸素によって VCO_2 や $Pv-aCO_2$ は低下します（少なくとも上昇することはありません）．

では $Pv-aCO_2$ はいつ増加するのか？
一つは VCO_2 が上昇した場合です．（式①から VCO_2 低下→$Pv-aCO_2$ 上昇がわかります）
もう一つは，組織で産生された CO_2 の血流による輸送が絶対的または相対的に低下し，静脈血の CO_2 含有量が増加した場合です．**CO 低下により組織血流が停滞することで $Pv-aCO_2$ は上昇します**．これをイメージ図で表したのが **図5** です．（式

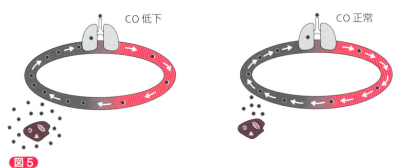

図5
(Gavelli F, et al. J Thorac Dis. 2019; 11: S1528-37[6] より)

SECTION 07
二酸化炭素産生量

①から CO 低下→Pv-aCO$_2$上昇がわかります)

CO が低下すると Pv-aCO$_2$が上昇することを支持する研究結果もあるので各病態に分けて紹介していきます[7].

▶低酸素血症

PaO$_2$と CO をそれぞれ減少させることで VO$_2$を減少させた動物実験において,CO を減少させた場合のみ Pv-aCO$_2$上昇を認めた[8,9,10].

▶貧血

人為的に貧血としたヒツジにおいて,CO 低下を伴えば Pv-aCO$_2$は上昇するが,CO 低下を伴わなければ Pv-aCO$_2$は上昇しなかった[11].

▶細胞障害

メトホルミン中毒は細胞障害性組織低酸素(酸素利用障害)を呈する代表的疾患である.ヒトにおいて,メトホルミン中毒により乳酸が上昇したにも関わらず Pv-aCO$_2$が上昇しなかった[12].

以上,Pv-aCO$_2$の式と Pv-aCO$_2$上昇の臨床的解釈について説明しました.

ポイントは「Pv-aCO$_2$上昇は,組織低酸素を反映しているわけではなく,CO 低下による組織血流停滞を反映している」ということです.

このことは乳酸が上昇する疾患の鑑別にも役立ちます.

高乳酸血症は Cohen と Woods により 図6 [13]のように分類され,基本的に組織低酸素が原因の Type A と組織低酸素を伴わない Type B に分かれます.

Type A では組織への酸素供給量(DO$_2$)が低下するので,代償として O$_2$ER は上昇しています.また,DO$_2$が低下する機序により

　　CO 低下によって DO$_2$が低下する循環不全

　　CaO$_2$低下によって DO$_2$が低下する低酸素,貧血,一酸化炭素中毒

に分けられます.

Type B は組織低酸素を伴わず,乳酸代謝の低下,細胞の酸素利用障害が原因で乳酸が増加するので,基本的には DO$_2$は低下せず,O$_2$ER も上昇しません(酸素利用障害があれば O$_2$ER はむしろ低下します).

JCOPY 498-00106

123

第 1 章　呼吸・循環

Type A　明らかな組織低酸素

> 循環不全
> 重症低酸素血症
> 重症貧血
> 一酸化炭素中毒

Type B　明らかな組織低酸素なし

Type B1：代謝経路の障害

> 肝機能障害・腎機能障害
> 褐色細胞腫
> 悪性腫瘍
> ビタミン B1 欠乏

＊敗血症は複合要因

Type B2：薬剤・中毒

> β_2 受容体刺激薬
> エタノール・メタノール
> メトホルミン
> シアン，サリチル酸
> リネゾリド，プロポフォール
> ヌクレオチド逆転写酵素阻害薬

Type B3：先天代謝異常

> グルコース-6-フォスファターゼ(G6P)欠損
> ピルビン酸脱水素酵素(PDH)欠損
> 酸化的リン酸化障害

Type C　その他

> 短腸症候群（D 型乳酸）

図6 (Cohen and Woods. Clinical and Biochemical Aspects of Lactic Acidosis. Blackwell Scientific Publications; 1976.[13]より改変)

　さて，Pv-aCO$_2$に話を戻します．CO 低下を同定する Pv-aCO$_2$は Type A の循環不全の同定に威力を発揮します．循環不全では Pv-aCO$_2$が上昇し，低酸素，貧血，一酸化炭素中毒では Pv-aCO$_2$が上昇しないからです．

　以上を用いた高乳酸血症の鑑別フローチャートを示します**図7**．
　乳酸が上昇していて O$_2$ER も高くなっているけど，CO が低いことが原因なのか，それ以外が原因なのか迷った時は Pv-aCO$_2$を測定してみてください．Pv-aCO$_2$> 6 mmHg であれば CO 低下が乳酸上昇の原因になっていると判断できます．
　その場合には輸液や強心薬の使用など CO を上昇させる介入を検討していくことになります．

Pv-aCO$_2$のポイント

- Pv-aCO$_2 = \alpha \times \dfrac{VCO_2}{CO}$

- VCO$_2$低下→Pv-aCO$_2$低下，CO 低下→Pv-aCO$_2$上昇

- Pv-aCO$_2$の正常値は 2〜6 mmHg，＞6 mmHg で上昇と定義する

- Pv-aCO$_2$上昇は CO 低下を反映している

SECTION 07
二酸化炭素産生量

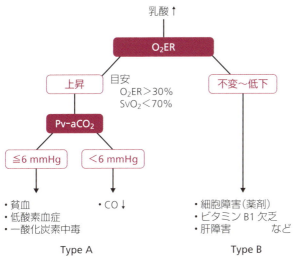

図7 (宇賀田圭, 他. INTENSIVIST 2022; 14 (2): 385-99[7] より改変)

memo 好気性 CO_2 と嫌気性 CO_2

組織において CO_2 は2つの代謝過程で産生されます．
　①好気性代謝: クエン酸回路の副産物として CO_2 が産生される
　　　　　　　　　　　　　　　　　　　　　　　　　＝「好気性 CO_2」
　②嫌気性代謝: 乳酸産生や ATP 加水分解の過程で H^+ が産生され，この H^+ が
　　　　　　　　HCO_3 による緩衝を受けて CO_2 が産生される＝「嫌気性 CO_2」
組織低酸素がない状況では好気性 CO_2 が，組織低酸素では嫌気性 CO_2 が主に産生されることになり，その総和が二酸化炭素産生量（VCO_2）となります．

memo 呼吸と循環の役割は酸素の供給か？ 二酸化炭素の排泄か？

「呼吸・循環の目的は酸素を組織に供給することである」というのは一般的な考えですが，実は二酸化炭素の方が呼吸・循環に大きく関わっているのかもしれません．Marinoは呼吸・循環の第一の目的は二酸化炭素を排泄することであり，酸素を供給することではないと述べています[14]．

- 呼吸 図8
　memo: 換気応答を決めるのは O_2 か CO_2 か？（p.45 参照）でも述べました

が，換気応答に関しては O_2 よりも CO_2 の方が鋭敏です．これは，呼吸が二酸化炭素の排泄をより重要視しているからなのかもしれません．

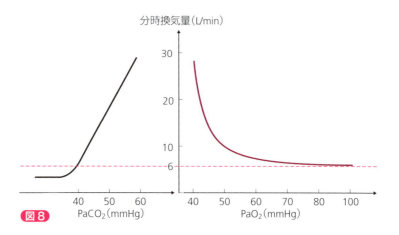

図8

▪ 循環 図9

$PCO_2 = \alpha \times CCO_2$ の式のところで提示した Y 軸 CCO_2・X 軸 PCO_2 のグラフに，Y 軸 CO_2 と X 軸 PO_2 のグラフ（酸素解離曲線に類似しています）を重ねてみます[15]．PCO_2 40 mmHg における CCO_2 は一般的に 50 mL/dL 程度です．これに対して PO_2 100 mmHg における CO_2 は 20 mL/dL です（成人男性の一般的な動脈血酸素含有量）．

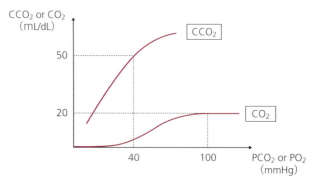

図9 (Jardins TD. Cardiopulmonary Anatomy & Physiology: Essentials of Respiratory Care. 6th ed. Cengage Learning; 2012[15] より改変)

SECTION 07
二酸化炭素産生量

　このグラフからも明らかですが，血液は酸素の 2.5 倍の二酸化炭素を含み運搬しています．循環の主な目的は二酸化炭素排泄＞＞酸素供給といえるかもしれません．

　以上の，呼吸・循環における酸素と二酸化炭素の立ち位置を考えると「呼吸・循環の目的は組織で産生された二酸化炭素を大気に排泄することである」と言ってもよいのかもしれません．

≪参考文献≫

[1] Nunn JF. Distribution of pulmonary ventilation and perfusion In: Lumb AB, editor. Nunn's applied respiratory physiology 6th ed. Philadelphia: Elsevier; 2005. p.119.

[2] 半井悦朗，他．呼吸管理に必要な呼吸整理．日集中医誌．2008; 15: 49-56.

[3] van Beest PA, et al. Central venous-arterial pCO_2 difference as a tool in resuscitation of septic patients. Intensive Care Med. 2013; 39: 1034-9.

[4] Dres M, et al. Hemodynamic management of cardiovas-cular failure by using pCO_2 venous-arterial difference. J Clin Monitor Comput. 2012; 26: 367-74.

[5] Jakob SM, et al. Venous-arterial CO_2 to arterial-venous O_2 difference ratio as a resuscitation target in shock states? Intensive Care Med. 2015; 41: 936-8.

[6] Gavelli F, et al. How can CO_2-derived indices guide resuscitation in critically ill patients? J Thorac Dis. 2019; 11: S1528-37.

[7] 宇賀田圭，他．乳酸の生理学．INTENSIVIST. 2022; 14（2）.

[8] Vallet B, et al. Venoarterial CO_2 difference during regional ischemic or hypoxic hypoxia. J Appl Physiol. 2000; 89: 1317-21.

[9] Nevière R, et al. Small intestine intramucosal pCO_2 and microvascular blood flow during hypoxic and ischemic hypoxia. Crit Care Med. 2002; 30: 379-84.

[10] Dubin A, et al. Intramucosal-arterial PCO_2 gap fails to reflect intestinal dysoxia in hypoxic hypoxia. Crit Care. 2002; 6: 514-20.

[11] Dubin A, et al. Intramucosal-arterial PCO_2 gradient does not reflect intestinal dysoxia in anemic hypoxia. J Trauma. 2004; 57: 1211-7.

[12] Waldauf P, et al. Using PCO_2 gap in the differential diag-nosis of hyperlactatemia outside the context of sepsis: a physiological review and case series. Crit Care Res Pract. 2019; 2019: 5364503.

[13] Cohen and Woods. Clinical and Biochemical Aspects of Lactic Acidosis. Oxford: Blackwell Scientific Publications; 1976.

[14] Marino PL. Oxygen: Creating a New Paradigm. Wolters Kluwer; 2021.

[15] Jardins TD. Cardiopulmonary Anatomy & Physiology: Essentials of Respiratory Care. 6th ed. Cengage Learning; 2012.

第2章

偉人たちの法則

　18〜19世紀は偉人たちより多くの法則が発明された時代でした．本章では臨床にも役立つラプラス，ハーゲン・ポアズイユ，ベルヌーイの法則について紹介していきます．

　これらの法則は「モノ」を対象として発明されてきました．そのため，「ヒト」に適用すること，臨床生理学に応用することは正しくないのかもしれません．しかし，法則の基礎にある考え方を知ることで臨床への理解が深まるのは間違いないでしょう．

　様々な場面で活躍する偉人たちの法則を通して，式の奥深さと臨床生理学の面白さを感じてください．

SECTION 01

ラプラスの法則

Pierre-Simon Laplace（1749-1827） 図1

フランス

数学・物理学・天体学

フランスのニュートンと云われた天才．

未来に生じる全ての事象は過去に起きた事象に起因すると考えていた典型的な決定論者だった（memo: ラプラスの魔）．

代表的著書は「Mécanique céleste（天体力学論）」と「Théorie Analytique des Probabilités（確率の解析的理論）」．

フランス革命の動乱を生き，晩年は政治家としても活動．

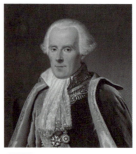

図1
(https://ja.wikipedia.org/)

ラプラスの式

球や円柱における圧: pressure，半径: radius，張力: tension の関係を示した法則です．汎用されているラプラスの法則は下記のように表せます 図2．

球: $P = \dfrac{2T}{R}$ 円柱: $P = \dfrac{T}{R}$

P: 圧，T: 張力，R: 半径

この式は，
- 張力が大きいほど壁にかかる圧は高い
- 半径が小さいほど壁にかかる圧は高い

SECTION 01
ラプラスの法則

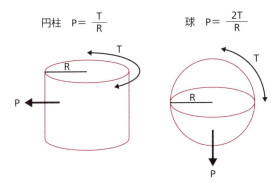

図2

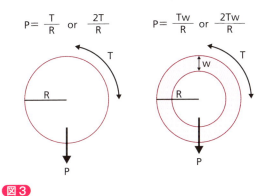

図3

などの関係を示しています.

また，球や円柱の壁厚を考慮する場合には，壁厚＝w（wall thickness）を張力＝Tに乗じた式を用います **図3**.

> 球: $P=\dfrac{2Tw}{R}$ 円柱: $P=\dfrac{Tw}{R}$

この壁厚を考慮した式は元々の式に加えて圧と半径が一定なら
- 壁が厚いほど張力は小さくなる
- 壁が薄いほど張力は大きくなる

という関係を示しています.

第 2 章　偉人たちの法則

　ラプラスの法則をはじめて医学に応用したのは，外科医である Woods だろうと考えられています．彼は人体の管腔臓器（心臓・血管など）にラプラスの法則を応用し論文として発表しました[1]．その後，多くの医学書や文献でこの法則について議論されるようになっています．

　もちろん，ラプラスの法則を臨床応用するには限界があります．人体において完全な球や円柱は存在しません．ヒトの管腔臓器は半径も壁厚も不均一です．さらに壁厚のある管腔物質で半径の定義をどうするか（半径は内径なのか，外径なのか，中心径なのか）など，多くの不確定要素と問題を孕んでいます．それでも，ラプラスの法則の考え方は，我々に臨床上重要な考察を与えてくれるのは間違いありません．

　以下，実際の臨床応用について解説していきます．

ゴム手袋

　ゴム手袋に空気を入れて風船のように膨らませたことはありますか？

　図4 のようになったと思います．手掌の部分はパンパンに膨らむのに，指の部分はあまり膨らみません．このような形になる理由がラプラスの法則で説明できます．

　手首のところを縛るとゴム手袋内は閉鎖空間になるので圧力（P）は等しくなります．P＝一定とすると，半径（R）が大きな手掌では張力（T）が大きくなるのでパンパンに膨らみ，半径 R が小さな指では張力（T）が小さいのであまり膨らみません．身近なゴム手袋に空気を吹き込んでラプラスの法則を感じてみてください．

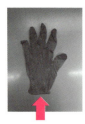
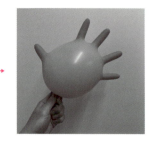

空気を吹き込む

図4

SECTION 01
ラプラスの法則

memo トトロの作り方

ゴム手袋とラプラスの法則で作るトトロを紹介します 図5 ．作り方は以前勤務していた病院の同僚に教えてもらいました．

完成したらマジックで絵を描いてみてください．

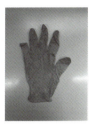 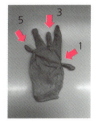 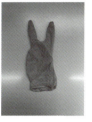 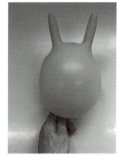

① ゴム手袋を用意　② 第1, 3, 5指を結ぶ　③ 結び目が内側になるよう裏返す　④ 空気を入れる

図5

圧迫止血

出血に対する対応として圧迫止血は重要です．基本は用手圧迫ですが，採血後やカテーテル抜去後などでは用手圧迫に続いて圧迫帯やテープを用いた固定圧迫が行われます．この固定圧迫をラプラスの法則をもとに考えてみます．

まずは一般的な固定圧迫の写真 図6A とラプラスの法則からみたイメージ図 図6B をみてください．

テープを巻いた腕の半径（R）と，テープの張力（T）が圧迫する力（P）を決定します．腕は円柱に近似するので，式で表すと「$P=T/R$」となります．

テープを強く引っ張るほど，腕が細いほど，圧迫する力が強くなります．

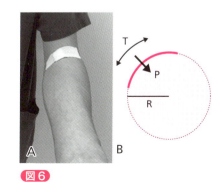

図6

第 2 章　偉人たちの法則

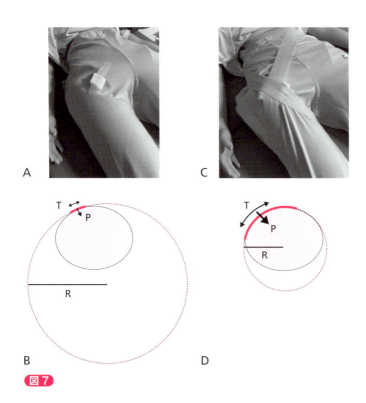

図7

　大腿動脈（静脈）穿刺後の止血は基本的に用手圧迫ですが，その後固定圧迫されることもあります．写真 図7A のような固定圧迫は有効でしょうか？　見た目からして意味がなさそうです．これをラプラスの法則のイメージ図 図7B で描いてみます．テープの張力（T）が弱いだけでなく，直線的に貼られているので半径（R）が極端に大きくなり，圧迫する力（P）はほとんどありません．

　意味のある圧迫をするには張力を強く，半径を小さくする必要があるので，写真 図7C，イメージ図 図7D のように固定しなければなりません．もちろん，これでもテープによる張力には限界があり，半径も上腕・前腕などと比較すると大きいので，止血に十分な圧力を得られるかは定かでありません．

　固定圧迫において重要なのは半径（R）と張力（T）です．テープなどによる固定では張力に限界があるので，筆者はどちらかと言えば半径を重要視しています．

　半径を小さくできる固定圧迫は有効ですが，半径が大きくなる固定圧迫はほとんど意味がありません．鼠径部など固定圧迫の半径が大きくなる場合は用手圧迫を確実に行い，お守り程度の意味で固定圧迫を追加すべきです．固定圧迫を頼りにでき

SECTION 01 ラプラスの法則

るのは前腕，上腕，下腿くらいと考えるべきでしょう．
　ラプラスの法則を意識しながら圧迫止血（固定圧迫）をしてください．

■ 大動脈瘤

　血管は円柱状の構造なので円柱におけるラプラスの法則を適用します．

　動脈は常に動脈圧（P）がかかっています 図8 ．
　血管径が極端に細くなる細動脈になると動脈圧は右肩下がりに低下しますが 図9 ，主要動脈では動脈圧（P）は一定と考えられます．
　ラプラスの法則から，圧力（P）が一定であれば，動脈壁にかかる張力（T）は動脈径（R）に依存することになります．つまり動脈径（R）が拡大するほど壁にかかる張力（T）は大きくなるため，**動脈瘤が大きくなるほど破裂の危険性は増加**するのです．
　このことはガイドラインからも読み解くことができます．ACC/AHA ガイドライン 2022[2]では一定以上の瘤径に達した場合（腹部大動脈瘤では男性 5.5 cm 以上，女性 5 cm 以上）には手術が推奨されています．
　さらに動脈瘤の拡大速度も張力に依存するので，瘤が大きくなるほど画像検査の間隔を短縮する必要があります．腹部大動脈瘤では 図10 のように瘤径に応じて画像検査の間隔が決まっており，瘤径が大きくなるほど短い間隔でフォローが必要なのです．
　食道静脈瘤においても瘤径が大きいほど破裂が増加すると報告されており[3]，静脈系についても動脈系と同様にラプラスの法則が当てはまることがわかります．

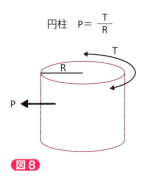

円柱　$P = \dfrac{T}{R}$

図8

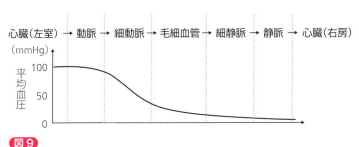

図9

第 2 章　偉人たちの法則

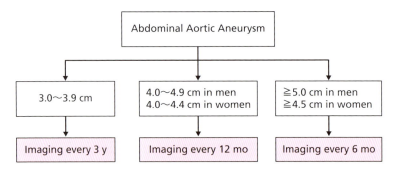

図 10 腹部大動脈瘤の径に応じた画像検査頻度
(Isselbacher EM, et al. Circulation. 2022; 146: e334-482[2]より)

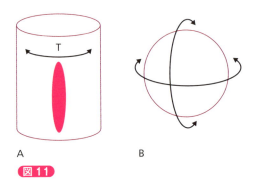

図 11

　血管（動脈瘤）が裂ける方向もラプラスの法則から考察することができます．
　動脈を円柱とみなすと動脈壁には円周方向に張力がかかるため，**動脈瘤破裂は縦軸方向に裂ける（円周方向に牽引されて縦軸方向に亀裂が入る）**とされています[4] 図11A．もちろん，瘤が球状になっている場合は張力のかかる方向が一定ではないためどちらに裂けるか予想はできません 図11B．

心筋

　心臓はラプラスの法則で説明されることが多い臓器です．
　本項では主に左室心筋の変化について解説します．
　左室を球状の管腔臓器とみなし，壁厚を考慮した場合のラプラスの法則を適応します 図12．

SECTION 01
ラプラスの法則

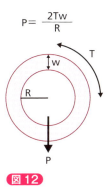

図12

▶肥大

高血圧や大動脈弁狭窄症による左室の求心性肥大を考えてみます．

後負荷が高くなると心室は収縮力を上げて負荷に立ち向かいます．収縮力を上げるために心筋を強化＝肥大させるのです．

これをラプラスの法則からみてみます．左室圧（P）を上昇させるために，2Twを増加さささせるのですが，張力（T）の増加による心筋への負荷を軽減させるため壁厚（w）を増加させます[4]．また，心筋を求心性に肥大させることにより左室腔の半径（R）を小さくできるので，左室圧（P）をさらに上昇させることができるのです．

心筋の求心性肥大は，2Tw（分子）を上げ，R（分母）を下げることで後負荷に立ち向かう代償反応と言えるのです 図13 ．

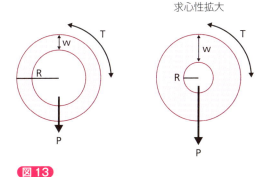

図13

第 2 章　偉人たちの法則

▶拡張

　心室腔が拡張し，壁が菲薄化した拡張型心筋症を考えてみます．

　心室腔の拡張は半径（R）の増加を意味し，壁の菲薄化は壁厚（w）の低下を意味します．張力（T）による代償にも限界があるので，R 増加と w 低下により圧力（P）が生み出せなくなります．つまり，心臓の収縮力は低下し一回拍出量が減少するのです．これがラプラスの法則による拡張型心筋症の病態理解です[4,5]．

　逆に，拡張した心室腔を小さくできれば同じ張力・壁厚でも圧が上昇することになります．これが有名なバチスタ手術 図14 の理論的根拠になります[6]．

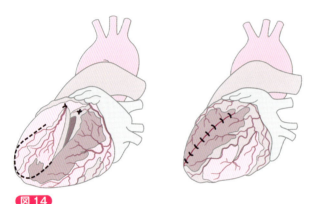

図 14
(Moreira LF. J Thorac Cardiovasc Surg. 1998; 115: 800-7[7] より)

▶瘤化

　心筋梗塞後に菲薄化した心筋壁は，菲薄化していない他の心筋壁と同じ左室圧（P）にさらされます．左室径（R）も変化がないとすれば，菲薄化した壁（w↓）にかかる張力（T）は当然大きくなります．これにより菲薄化した心筋壁が伸展され，心室瘤の形成 図15 に寄与すると考えられているのです[5]．

SECTION 01
ラプラスの法則

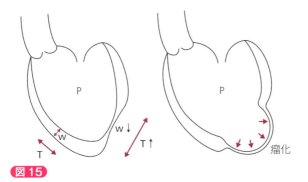
図 15

肺胞サーファクタント

肺胞も球状の管腔臓器とみなすことができます．

心臓と異なり壁は薄いため壁厚を考慮しないラプラスの法則を適用します ．

最初に風船の問題を解いてみてください．

大きな赤い風船と小さなピンクの風船が管で繋がっていて，間は白いクリップで塞がれている状態です．赤い風船もピンクの風船も材質は同じとします 図17．

この白いクリップを取ると風船はどうなるでしょうか？

ピンクの風船が縮んで空気は赤い風船に移動します 図18．

この原理はラプラスで説明できます．

どちらの風船も張力（T）が等しいとすれば，半径（R）が小さなピンクの風船の方が赤い風船よりも圧力（P）は高くなります．そのため，ピンクの風船→赤い風船に空気が流れていくのです．ちなみに，このイラストは「学研キッズネット」[8]から引用しています．

さて，この原理を肺胞に当てはめてみます．

肺は無数の肺胞で形成されていますが，肺胞の径は不均一です．簡略化して考えると

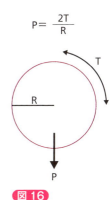
図 16

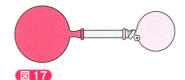
図 17

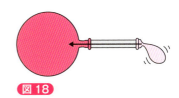
図 18

139

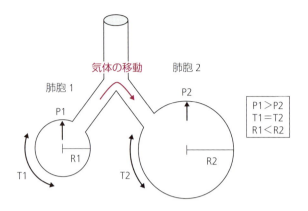

図19
(田邊翔太. INTENSIVIST. 2020; 12 (1): 202-10[9]より)

図19 で示すように小さい肺胞1と大きい肺胞2が混在しています．肺胞の張力が等しい（T1＝T2）とするなら，R1＜R2であるためP1＞P2となり，肺胞1から肺胞2に空気が移動することになります．この理論だと肺胞1は虚脱して無気肺になってしまいます．
　しかし，実際の肺でこの現象は生じません．

　理由は大きく二つあります．
　一つは，肺胞は完全な円形ではなく，Kohn孔で連結されており，周辺組織による支持があるため，ラプラスの法則が適応できないことです[10]．
　もう一つの理由は肺胞サーファクタントの存在です．
　II型肺胞上皮細胞で産生される肺胞サーファクタントには表面張力を低下させる作用があります．
　小さな肺胞ではサーファクタント濃度が濃くなり表面張力を低下させる作用が強くなります．一方，大きな肺胞では濃度は薄くなり表面張力を低下させる作用が弱くなります．小さな肺胞1ではR1は小さいですがT1も小さくなり，大きな肺胞2ではR2は大きいですがT2も大きくなるので，結果としてP1とP2が釣り合います **図20**．
　サーファクタントは肺胞の大きさ（R）に応じて表面張力（T）を調整する役割を担っており，肺胞内圧（P）が一定に保たれるため無気肺が生じにくくなるのです．

SECTION 01
ラプラスの法則

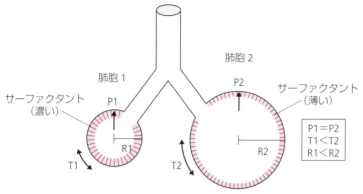

図20
(田邊翔太. INTENSIVIST. 2020; 12 (1): 202-10[9]より)

子宮と帝王切開

　子宮は妊娠により巨大な球状の管腔臓器となります.
　胎児の成長により子宮は大きくなり (R増加), それに伴い子宮壁は薄くなっていきます (w減少).
　分娩では胎児の娩出のために子宮内圧 (P) を高める必要があるので, 薄くなった子宮壁は巨大な張力 (T) に耐えなければなりません.
　このように妊娠・出産における子宮についてもラプラスの法則で考えることができるのです 図21 .

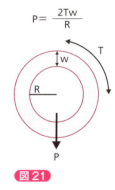

図21

　帝王切開をした既往のある妊婦が経腟分娩を行うことを, 帝王切開後経腟分娩 (trial of labor after cesarean: TOLAC, vaginal birth after cesarean section: VBAC) と呼び, 帝王切開後の出産の選択肢の一つであるとされています. そして, 日本・米国両国のガイドライン[11,12]では, 既往帝王切開が「子宮下節横切開」の場合にTOLACが適応になると明記されていました. その理由について考えてみましょう.
　心室瘤のところでも解説しましたが, 壁の菲薄化はその部位の張力の上昇につながります. 帝王切開後瘢痕部も心筋梗塞後の心筋と同様に菲薄化します. そこに陣痛が加わり内圧 (P) が高まることで帝王切開後瘢痕は分娩に際して非常に強い張力にさらされてしまいます. このため, TOLACにおける最大の懸念は帝王切開後

第 2 章 偉人たちの法則

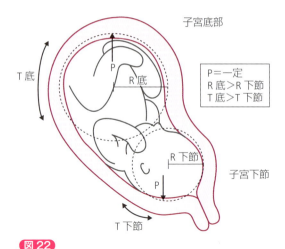

図22
(田邊翔太. INTENSIVIST, 2020; 12 (1): 202-10[9]より)

瘢痕部位の子宮破裂になるのです．

　では，どの部位に瘢痕（菲薄化）があると子宮破裂が生じやすいのでしょうか？
　子宮は胎児の成長とともに拡大しますが，妊娠後期には完全な球形にはならず，ひょうたんのような形になります **図22**．これを大小2つの球に分けて考えることにします．
　子宮内圧（P）は一定なので，当然半径（R 底）が大きな子宮底部により大きな張力（T 底）がかかります．逆に，半径（R 下節）が小さな子宮下節にかかる張力（T 下節）は小さくなります．
　つまり，帝王切開後瘢痕が張力の高くなる子宮底部にあると子宮破裂のリスクが高くなり，張力の低い子宮下節にあるとリスクが低くなると言えるのです．

　以上が，既往帝王切開が「子宮下節横切開」の場合に TOLAC が適応になる生理学的根拠になります．

■ トレーニングベルト（パワーベルト）

　ウェイトトレーニングにもラプラスの法則が適応できます．
　図23 のような腰に巻くベルト（＝トレーニングベルト，パワーベルト）をしてバーベルを持ち上げている人を見たことがあると思います．

SECTION 01
ラプラスの法則

このベルトは腹圧を高めることによって腰椎を安定化させ，腰痛を予防する効果があると言われています．

ベルトはなぜ腹圧を高めるのかラプラスの法則で考えてみましょう．

スクワットやウェイトリフティングをする際には体幹に非常な負荷がかかります．そのため体幹を固定し安定化させることが重要になってきます．

体幹は 図24 のように胸部，腹部，骨盤部に3分割され，それを背部で貫いて

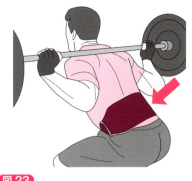

図23

いるのが脊椎です．胸部は肋骨と胸骨で全周性に固定されており，骨盤も強固な骨で保護されています．一方，腹部を支えている骨は脊椎（腰椎）のみであり，体幹のなかで最も不安定で脆弱な部分になります．圧迫骨折，椎間板ヘルニアが腰椎に多く，witch shot（魔女の一撃）の標的が腰であることにも納得できます．

そんな腹部の安定性を高めるには，腹腔内圧を高めて硬い腹腔を作り腰椎を物理的に固定しなければなりません．

腹腔を円柱と考えます 図25 ．腹腔内圧（P）を高めるには腹壁の張力（T）を高め，半径（R）を小さくすることが必要です．

張力（T）は腹壁筋（腹直筋・腹斜筋・腹横筋）によって形成されます．重たい物を持ち上げる時にはお腹に力を入れると思いますが，これは張力を高めるためで

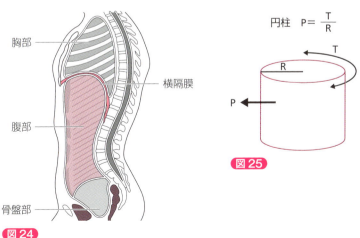

円柱 $P = \dfrac{T}{R}$

図24

図25

す．そしてこの腹壁筋のサポートするのがトレーニングベルトです．腹壁筋をサポートし強力な張力（T）を生み出します（腹壁筋が張力に耐えられるように守っているとも考えられます）．

さらに，ベルトは腹部を締めることによって半径（R）を小さくしています．緩くベルトを巻いても意味はありません．

つまり，トレーニングベルトは腹壁の張力（T）を高め，半径（R）を小さくすることで腹腔内圧（P）を高め脊柱を物理的に固定しているのです．

最後に，腹腔の上にあるのが横隔膜です．横隔膜が緩んでも腹腔内圧は高まりません．重たい物を持ち上げる時は息を大きく吸って→止めていると思います．吸気により横隔膜を下げて腹腔を小さくし，息を止めることで横隔膜が動かないように固定しているのです．

このように考えると，息を吸って，止めて，お腹に力をいれて，重たい物を持ち上げるといった所作は全てラプラスの法則で説明できそうです．日常に潜む科学はおもしろいですね．

memo ラプラスの魔（Laplace's demon）

ラプラスは「ある瞬間における全ての物質の力学的状態を知ることができ，それを解析できる知性が存在するならば，その知性（存在）にとって不確実なことは何もなく，その目には過去と同様に未来が全て見えているだろう」と著書「Théorie Analytique des Probabilités（確率の解析的理論）」で述べました[13]．その後，この存在は「ラプラスの魔」として広く世界で認知されるようになっています．

医学の世界では，生理学的に正しいと思われる介入を行っても良い結果が出ないことを臨床レベルでも研究レベルでも多く経験しますが，これは我々が生理学を正確に理解できていないからかもしれません．

現在では量子力学における不確定性原理[14]の登場により「ラプラスの魔」の存在は否定されたと考えられていますが，それでも我々は「患者のすべてを

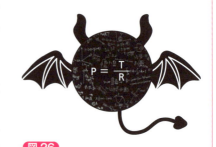

図26

SECTION 01
ラプラスの法則

正確に認知し，それを解析するだけの知性を備え，生理学的考察から未来を予測したい」と思わずにはいられません．ラプラスの魔は医療者の到達しえない目標なのでしょう．

　本邦でもこのラプラスの魔を題材にした小説や映画があるので，機会があればぜひご覧ください．

ラプラスの法則

- 管腔臓器の圧（P），張力（T），半径（R）の関係を示した式

- 球: $P=\dfrac{2T}{R}$, 円柱: $P=\dfrac{T}{R}$

- ラプラスの法則で説明できること

　　　固定圧迫は半径と張力を意識する

　　　大動脈は拡大するほど破裂しやすい

　　　心臓は圧を高めるために肥大し，拡張すると圧が生み出せなくなる

　　　肺胞は小さい方が潰れやすいが，サーファクタントでバランスをとっている

　　　子宮を切るなら下節

　　　重たいものを持ち上げる時には息を止めて，腹に力を入れる

≪参考文献≫

[1] Woods RH. A few applications of a physical theorem to membranes in the human body in a state of tension. J Ant Physiol. 1892; 26: 362-70.

[2] Isselbacher EM, et al. 2022 ACC/AHA Guideline for the Diagnosis and Management of Aortic Disease: A Report of the American Heart Association/American College of Cardiology Joint Committee on Clinical Practice Guideline. Circulation. 2022; 146: e334-482.

[3] Jackson FW, et al. Calculation of esophageal variceal wall tension by direct sonographic and manometric measurements. Gastrointest Endosc. 1999; 50: 247-51.

[4] Valentinuzzi ME, et al. Laplace's law: what it is about, where it comes from, and how it is often applied in physiology. IEEE Pulse. 2011; 2: 74-84.

[5] Basford JR. The law of Laplace and its relevance to contemporary medicine and rehabilitation. Arch Phys Med Rehabil. 2002; 83: 1165-70.

[6] Batista RJ. Partial left ventriculectomy to treat end-stage heart disease. Ann Thorac Surg. 1997; 64: 634-8.

[7] Moreira LF. Partial left ventriculectomy with mitral valve preservation in the treatment of patients with dilated cardiomyopathy. J Thorac Cardiovasc Surg. 1998; 115: 800-7.

[8] Gakken キッズネット．実験　大きいのと小さいの，どっちが強い？　風船の力くらべ．
https://kids.gakken.co.jp/jiyuu/category/try/100yen-030/

第 2 章　偉人たちの法則

[9] 田邊翔太．臨床に役立つ偉人たちの法則．INTENSIVIST．2020; 12 (1)．

[10] Prange HD. Laplace's law and the alveolus: a misconception of anatomy and a misapplication of physics. Adv Physiol Educ. 2003; 27: 34-40.

[11] 日本産科婦人科学会・日本産婦人科医会．産婦人科診療ガイドライン―産科編 2017．2017．

[12] American College of Obstetricians and Gynecologists. ACOG practice bulletin no. 115: vaginal birth after previous ce-sarean delivery. Obstet Gynecol. 2010; 116: 450-63.

[13] Laplace PS. Théorie Analytique des Probabilités. Paris: Courcier; 1812.

[14] Heisenberg W. Über den anschaulichen Inhalt der quantentheoretischen Kinematik und Mechanik. Zeitschrift für Physik in German. 1927. 43 (3-4): 172-98.

SECTION 02

ハーゲン・ポアズイユの法則

Gotthilf Heinrich Ludwig
Hagen（1797-1884）図1
　ドイツ
　土木技術者・水理学者
　水力学を研究し河川や港湾の開発で多くの功績を残した．

Jean-Louis-Marie Poiseuille
（1797-1869）図2
　フランス
　生理学者・物理学者
　医師として血流を研究していた．

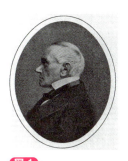

図1
（https://ja.wikipedia.org/）

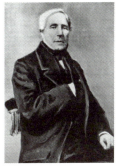

図2
（https://ja.wikipedia.org/）

■ ハーゲン・ポアズイユの式

　1840年，ハーゲンとポアズイユによって同時に発見されました．2人は共同研究者ではなく，それぞれ独自にこの法則を発見しています．
　直線で径が一定の硬性円管を，粘性をもつ流体が，層流（memo: 層流と乱流）として流れた場合の法則です 図3 ．そのため，複雑な構造をもつ人体に応用することは正確ではありませんが，循環や輸液などを考えるうえでは非常に重要な概念になります．

　ハーゲン・ポアズイユの式は下記のように表せます．

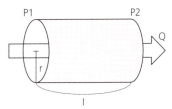

図3（田邊翔太. INTENSIVIST. 2020; 12 (1): 202-10[1]より）

第 2 章　偉人たちの法則

$$\Delta P = \frac{8\eta l}{\pi r^4} Q$$

円筒管両端の圧較差: P1 − P2 ＝ ΔP

流体粘度: η

l: 長さ　　π: 円周率　　r: 半径　　Q: 流量

圧格差　　　　　　　　流量

$$\Delta P \quad = \quad \frac{8\eta l}{\pi r^4} \quad Q \qquad ハーゲン・ポアズイユの法則$$

$$V \quad = \quad R \quad I \qquad オームの法則$$

電圧　　　　　　　　電流

抵抗

図4

　式をよく見ると，P は圧力，Q は流量なので，オームの法則: V＝RI（V: 電圧，R: 抵抗，I: 電流）と同じ構造になっています **図4**.

　つまり，抵抗 R＝$8\eta l/\pi r^4$ と考えることができます. 流体が管を流れる場合の抵抗は，

　流体の粘度（η）が高いほど

　管（l）が長いほど

　管の半径（r）が小さいほど

高くなるのです.

　以下，実際の臨床応用について解説します.

memo　層流と乱流

　流れには層流と乱流という 2 つの状態が存在します **図5**. 流体の規則正しい層を形成するような運動を層流 laminar flow，不規則に乱れる運動を乱流 turbulent flow と呼んでいます. ハーゲン・ポアズイユの法則が想定しているのは層流です.

SECTION 02
ハーゲン・ポアズイユの法則

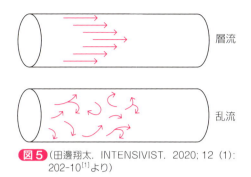

図5 (田邊翔太. INTENSIVIST. 2020; 12 (1): 202-10[1]より)

　層流と乱流を区別するために使用されるのがレイノルズ数（Re）です．Reは英国の科学者 Osborne Reynolds（1842-1912）により定義された無次元数であり，一般的に Re＞2000 になると乱流が発生すると言われています[2,3]．

$$Re = \frac{v \rho d}{\eta}$$

　Re: レイノルズ数，v: 流速，ρ: 密度，d: 直径，η: 粘度

　ヒトの体循環・血管で考えてみます．流れている血液の密度・粘度は血管内ではほぼ一定なので，Reを決定するのは流速vと直径dになることが式からわかります．
　流速vが速く直径dの大きな血管は，Reが大きくなり乱流になります．反対に，流速vが遅く直径dの小さな血管は，Reが小さくなるため層流になります．
　表1 に代表的血管の直径，流速，レイノルズ数を示します[4]．上行大動脈ではRe＞2000となり乱流が発生しますが，それ以外の血管は層流であると考えて良さそうです．

表1

血管	直径（mm）	流速（mm/sec）	レイノルズ数
上行大動脈	20〜32	630	3600〜5800
下行大動脈	16〜20	270	1200〜1500
太い動脈	2〜6	200〜500	110〜850
毛細血管	0.005〜0.01	0.5〜1	0.0007〜0.003
太い静脈	5〜10	150〜200	210〜570
大静脈	20	110〜160	630〜900

第2章　偉人たちの法則

急速輸液とカテーテル

　出血性ショックや敗血症性ショックの初期蘇生では短時間で大量の輸液（急速輸液）が必要とされます．どのようにすれば急速輸液が効率的にできるのか，ハーゲン・ポアズイユの法則から読み解いていきます．

　輸液を考える場合，流量 Q が重要になるので法則を下記のように変更します．

$$Q = \Delta P \times \frac{\pi r^4}{8 \eta l}$$

輸液流量 Q を増やすには
　　①圧格差 ΔP を大きくする
　　②輸液路の半径 r を大きくする
　　③輸液の粘度 η を低くする
　　④輸液路の長さを短くする
ことが重要です．

▶①圧格差 ΔP を高くする

　輸液バッグとカテーテル挿入部の圧格差（ΔP）を大きくするには，輸液バッグを高い位置に置くか，輸液バッグに圧をかける必要があります．

　輸液バッグを高い位置に置くには点滴棒を高く伸ばすか，天井付点滴フックにかけるかです．筆者は写真のような手段を使うこともあります **図6A**（本来の使い方ではないので注意）．

　圧をかける最も簡単な方法は，手で輸液バッグを握ることです **図6B**．もちろん，加圧バッグなどを使用することもできますが準備は少し煩雑になります．

▶②輸液路の半径 r を大きくする

　4乗されている半径は流量に絶大な影響を与えます．通常は輸液路のなかで最も半径が小さいのは血管内留置カテーテルなので，太い（半径の大きな）カテーテルを挿入することが最も効率的に輸液速度を上げる方法になります．外傷やショックでは，太めの留置針で静脈路を確保するよう指導されるのはこのためです．

▶③輸液の粘度 η を低くする

　臨床で投与する液体の粘度は，晶質液＜膠質液＜輸血の順で高くなります．血管

SECTION 02
ハーゲン・ポアズイユの法則

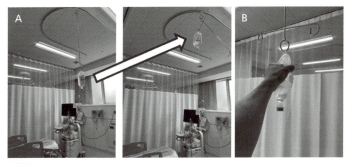

図6

　内容量への影響は別として，同じ条件であれば晶質液の輸液速度が最も早くなります．

　輸血用の輸液セットは通常よりも太くなっていると思いますが，これは輸血の粘度が高いので管の半径を大きくして速度を担保していると考えることができます．輸血に太めの留置針が推奨されるのも同じ理由です．

④輸液路の長さを短くする

　輸液路が長いほど輸液速度は遅くなります．また，留置針も太いだけでなく短い方が急速輸液には有利に働きます．内径などその他の条件が同じであれば，中心静脈カテーテルより末梢静脈カテーテルの方が短いので輸液速度は早くなるのです．中心静脈カテーテルは太い外径のカテーテルを挿入しているように感じますが，ルーメンが増えれば増えるほどそれぞれの内腔は狭くなり，末梢静脈カテーテルの何倍も長いので，基本的には急速輸液には向きません．対して，シースは内径も太く短めなので大量輸液には有利になります．

　以上，まとめると「太く」「短い」カテーテルを挿入し「高い圧」をかけて「粘度の小さな液体」を投与することで流量が上昇すると言えます．

　ハーゲン・ポアズイユの法則を実験的に示した研究[4]があるので紹介します．図7のような装置を作成し，SFP (systemic filling pressure) ＝10 cmH$_2$O，filling pressure＝100 cmH$_2$O に設定した状態で，カニューレ（静脈内留置カテーテル）の大きさ，試験液の種類を変えて流速を計測しました．

　実験結果からカテーテルが太くなるほど流量は上昇し，より粘度の低い乳酸リンゲル液の方が流量は上昇していることがわかります．

第2章　偉人たちの法則

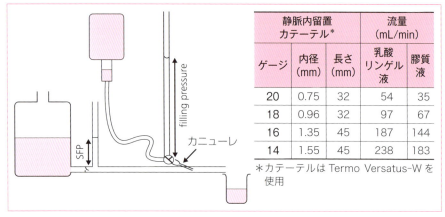

図7 （田邊翔太. INTENSIVIST. 2020; 12 (1): 202-10[1]より）

貧血

貧血の問題点は，Hb低下により動脈血酸素含有量CaO_2が低下し組織への酸素供給量DO_2が低下することです．これはCaO_2，DO_2の式からも明らかです．

$$CaO_2 = 1.39 \times SaO_2 \times Hb + 0.0031 \times PaO_2$$
$$DO_2 = CaO_2 \times CO$$

単純に考えれば，Hb 15 g/dL→7.5 g/dLへ低下すればCaO_2も約半分に低下するわけですが，DO_2も同様に低下するかと言えばそうではありません．

CaO_2が低下した場合には，COを上昇させDO_2をなんとか維持しようとする代償機能が働きます．交感神経の活性化による心収縮力増強・脈拍数増加です．CO=SV×HRなので収縮力増強（SV上昇）と脈拍数増加（HR上昇）でCOが上昇します．

そしてもう一つ，粘度ηの低下（貧血で血液がサラサラになること）もCO上昇に寄与します．ハーゲン・ポアズイユの法則では，粘度ηの低下は抵抗の低下を意味します．抵抗が低下することで心臓の後負荷は減少し，SVが上昇します．これもCO上昇をもたらすことになります．ネットリした血液よりも，サラサラの血液を送り出す方が心臓にとって楽なのは感覚的にも理解しやすいです．

このように，貧血では酸素含有量CaO_2は低下しますが，交感神経作用（収縮力・脈拍数の増加）と血液粘度ηの低下によりCOが上昇するため，DO_2は比較的維持

されます.

　ちなみに，最も酸素供給量DO_2が良好なのはヘマトクリット値30%（Hb 10 g/dL相当）であったとの報告があります[5]. Hbが高ければ高いほどよいわけではないのです.

memo ヒトはどこまで貧血に耐えられるか？

　貧血によりCaO_2は低下しますが，ヒトには貧血に耐えるための代償機能が存在します. 一つは，交感神経活性化と血液粘度低下によりCOを上昇させDO_2を維持することです. そしてもう一つは，「SECTION 06　酸素消費量」の「酸素摂取率（O_2ER）」の項でも述べたように，DO_2が低下した場合でもO_2ERを上昇させ組織の恒常性を維持することです.

　しかし，これらの代償も無限ではありません. では，ヒトはどこまで貧血に耐えることができるでしょうか？

　循環血液量の保たれた健常成人においてHb 5.0 g/dL，Hct 15%では好気的代謝は障害されなかったとの研究があります[7]. これは，Hb 5.0 g/dLまでは代償機能により組織の恒常性が維持されたと解釈することができます. また，動物を用いた研究ではありますが，Hb 3.5 g/dL，Hct 10%までは好気的代謝は障害されず，それ以上低下すると嫌気性代謝が増加したと報告されており[7]，このあたりがHbの下限なのかもしれません.

　しかし，臨床ではHb<3.5 g/dLで外来を受診する慢性貧血の患者にも遭遇します. さらに，Hb 0.6 g/dL[9]や0.7 g/dL[10]で生存退院したという症例報告もあるようです.

　ヒトの貧血に耐える力（代償機能）は，我々医療者が想像するよりも遥かに強いのかもしれません. もちろん，臨床現場で**ギリギリまで輸血を我慢する「攻めた」治療をすべきではありません**が，Hb<7.0 g/dLだから即輸血といった**安易な思考は慎むべき**でしょう.

　一方で，代償反応であるCOを上昇させられないような心疾患，SaO_2が低下している呼吸不全，局所的な酸素供給量不足が予測される疾患（虚血性心疾患，非閉塞性腸管虚血（non-occlusive mesenteric ischemia: NOMI）などではむしろ輸血閾値を下げる（Hb>7.0 g/dLでも輸血する）ことも必要でしょう.

　O_2ERや組織代謝などを意識しながら病態を俯瞰した総合的判断が必要だと思います.

第2章　偉人たちの法則

■ 圧による血球破壊

▶体外循環の溶血

　VA-ECMO や VV-ECMO などの体外循環では，3〜5 L/min にも及ぶ大きな血流量を保つために太いカテーテル（脱血管・送血管）を挿入する必要があります．なぜ太いカテーテルが必要なのか？　これもハーゲン・ポアズイユの法則で説明されます．

　半径 r の小さい細いカテーテルでは，血流量を得るために圧（ΔP）を上げなければなりません．しかし，血液にかかる圧が大きくなりすぎると赤血球が破壊され溶血が生じてしまいます．赤血球の圧耐性については様々な報告がありますが，概ね赤血球は陽圧よりも陰圧に弱い傾向があるようです．

　Extracorporeal Life Support Organization (ELSO) ガイドライン 2017[11] では，送血圧＜400 mmHg，脱血圧＞−300 mmHg を推奨しています．**過剰な圧をかけずに血流量を維持できる太いカテーテルを選ぶ必要があるのです**．

　陽圧のかかる送血管よりも**陰圧のかかる脱血管を太くする**ことが一般的ですが，これは**赤血球が陽圧より陰圧に弱い**ことが理由の一つと言えます．

　もう一つ注目したいのがカテーテルの長さです．脱血・送血のカテーテルは内頸静脈から挿入される場合と，大腿静脈から挿入される場合があります．いずれもカテーテル先端は右心房付近に留置されるので，内頸静脈から挿入する場合は短いカテーテルを，大腿静脈から挿入する場合は長いカテーテルを使用します．どちらのカテーテルが太い方がよいですか？

　もう一度，ハーゲン・ポアズイユの式をみてください．

$$\Delta P = \frac{8\eta l}{\pi r^4} Q$$

　長いカテーテルは l が大きくなるので ΔP が高くなります．そのため，できるだけ半径 r を大きくして ΔP を下げたいです．これが大腿静脈から挿入する方（長さ l が大きい方）をより太くした方がよい理由になります．

SECTION 02
ハーゲン・ポアズイユの法則

表2

体表面積（m²）	脱血管径（Fr） 大腿静脈 50 cm	送血管径（Fr） 内頸静脈
1.0〜1.3	23	17
1.3〜1.6	23	17
1.6〜1.8	25	19
1.8〜2.1	27	19
2.1〜2.4	29	21

表3

- 患者因子
- 消毒液の混入
- 検体の搬送・保存
- 細すぎる注射針
- 過度の陰圧

　参考までに日本集中治療学会などが提唱するカテーテルサイズを **表2** に示します[11]．脱血管の方が送血管より 6 Fr 以上太くなっています．

▶採血時の溶血

　採血時の溶血には様々な原因が関与していると言われています **表3** [13,14]．溶血すると K，AST，LDH，Fe など赤血球に多く含まれる成分の検査結果に影響を与えるので，できるだけ溶血させないように注意しないといけません．

　このうち，「細すぎる注射針」と「過度の陰圧」は，いずれも圧による血球破壊が原因で溶血に至ります．太い針を使えば同じ流速を得るのに圧が少なくて良いのですが，患者にとっても血管にとっても細い針の方が優しいです．そのため，細い針（半径 r が小さい）で採血する場合は，過度の陰圧（ΔP）をかけず，焦らずゆっくり吸引する（流量 Q を小さくする）ことが重要です．採血の時にもハーゲン・ポアズイユの法則を意識してください．

気道抵抗

　小児の気管・気管支は成人よりも細く，閉塞性障害がより重篤化する一つの原因と言われています．小児科領域では気道感染を背景とした喘息性気管支炎という病名をよく聞きますが，成人で使用されることがほとんどないのはこのためです．

　ハーゲン・ポアズイユの法則から考えてみます．

　気管の直径が 4 mm の小児と，気管の直径が 8 mm の成人に，同じ 1 mm の気道浮腫が生じたとします．

　小児では半径が 2 mm から 1 mm に減少するので，半径が 1/2 になります．抵抗は $8\eta l/\pi r^4$ で表せるので，16 倍（2 の 4 乗）まで上昇します．

　成人では半径が 4 mm から 3 mm に減少するので，半径は 3/4 となり，抵抗は約 3 倍（4/3 の 4 乗）までしか上昇しません **図8**．

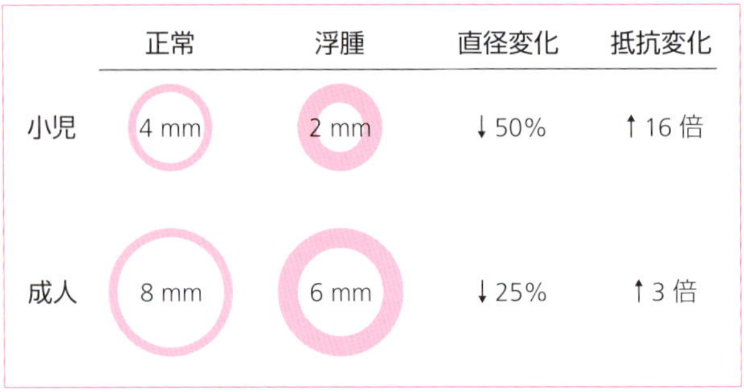

第 2 章　偉人たちの法則

	正常	浮腫	直径変化	抵抗変化
小児	4 mm	2 mm	↓50%	↑16 倍
成人	8 mm	6 mm	↓25%	↑3 倍

図8

(Adewale L. Paediatr Anaesth. 2009; 19: 1-8[15]より改変)

　つまり，細い気管では僅かな気道浮腫がより大きな気道抵抗の上昇をもたらすことになるのです．

　この考えは挿管チューブにも適応できます．細い挿管チューブほど気道抵抗が上昇し，喀痰などによる内腔狭窄の影響が顕著であることもハーゲン・ポアズイユの法則で説明されます．

ハーゲン・ポアズイユの法則

- 流体の流れを圧，抵抗（粘度，長さ，半径），流量で表した式

- $\Delta P = \dfrac{8\eta l}{\pi r^4} Q$

- $抵抗 = \dfrac{8\eta l}{\pi r^4}$

- ハーゲン・ポアズイユの法則で説明できること
  太く短いカテーテルに高圧で粘度の小さな液体を流すと流量が上がる
  ECMO では溶血を防ぐため太いカテーテルを用いる
  採血では溶血を防ぐために過度の陰圧をかけない
  細い気管では僅かな浮腫がより大きな気道抵抗の上昇をもたらす

SECTION 02
ハーゲン・ポアズイユの法則

≪参考文献≫

[1] 田邊翔太. 臨床に役立つ偉人たちの法則. INTENSIVIST. 2020; 12 (1).

[2] The behav ior of fluids. In: Davey AJ, Diba A. Ward's Anaesthetic Equipment. 5th ed. Philadelphia: Elsevier; 2005: 8-10.

[3] Srivastava A, et al. Principles of physics in surgery: the laws of flow dynamics physics for surgeons—Part 1. Indian J Surg. 2009; 71: 182-7.

[4] 前田信治. 教育講座: 血液のレオロジーと生理機能 第1回: 血行力学の基礎と血液粘度. 日生理誌. 2004; 66: 234-44.

[5] McPherson D, et al. Fluid flow through intravenous cannulae in a clinical model. Anesth Analg. 2009; 108: 1198-202.

[6] Duruble M, et al. Theoretical, experimental and clinical effects of variations in hematocrit during hemodilution. Ann Anesthesiol Fr. 1979; 20: 805-14.

[7] Weiskopf RB, et al. Human cardiovascular and metabolic response to acute, severe, isovolumic anemia. JAMA. 1998; 279: 217-21.

[8] Wilkerson DK, et al. Oxygen extraction ratio: a valid indicator of myocardial metabolism in anemia. J Surg Res. 1987; 42: 629-34.

[9] Kariya T, et al. Recovry from extreme hemodilution(hemoglobin level of 0.6 g/dL)in cadaveric liver transplantation. Anesth Analg. 2015; 4: 132-6.

[10] Dai JQ, et al. Case report: intraoperative management of extreme hemodilution in a patient with a severed axillary artery. Anesth Analg. 2010; 111: 1204-6.

[11] Extracorporeal Life Support Organization. Extracorporeal Life Support Organization(ELSO) general guidelines for all ECLS cases. Version 1.4. https://www.elso.org/Portals/0/ELSO%20Guidelines%20General%20All%20ECLS%20Version%201_4.pdf (Accessed April. 12, 2024)

[12] 厚生労働科学研究費補助金（新興・再興感染症及び予防接種政策推進研究事業）「新興・再興感染症のリスク評価と危機管理機能の実装のための研究」分担研究班. COVID-19 急性呼吸不全への人工呼吸管理と ECMO 管理: 基本的考え方. 日集中医誌. 2020; 27: 447-52.

[13] Lippi G, et al. Haemolysis: an overview of the leading cause of unsuitable specimens in clinical laboratories. Clin Chem Lab Med. 2008; 46: 764-72.

[14] Heireman L, et al. Causes, consequences and management of sample hemolysis in the clinical laboratory. Clin Biochem. 2017; 50: 1317-22.

[15] Adewale L. Anatomy and assessment of the pediatric airway. Paediatr Anaesth. 2009; 19: 1-8.

SECTION 03

ベルヌーイの法則

Daniel Bernoulli（1700-1782）　図1
スイス
数学者・物理学者
代表的著書は「流体力学」．
エネルギー保存の法則を活用し，
力学の海洋・船舶への応用に貢献した．

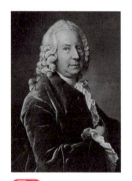

図1
(https://ja.wikipedia.org/)

■ ベルヌーイの式

理想流体（粘性がない非圧縮流体）が流れることを前提とした法則です．
　流体には，運動・位置・圧力・内部エネルギーが存在するとされていますが，粘性がないため摩擦によるエネルギーの損失は無視でき，非圧縮流体のため内部エネルギーの変化は無視できます．この前提において，「流体の運動・位置・圧力のエネルギーが一定に保たれる」というエネルギーの保存の考えがベルヌーイの法則の根幹となっています．

$$\frac{1}{2}\rho v^2 + \rho gh + p = 一定$$

ρ: 密度，　v: 速度，　g: 重力加速度，　h: 高度，　p: 静圧

ヒトで考える際には高度（h）を一定とみなして

SECTION 03
ベルヌーイの法則

$$\frac{1}{2}\rho v^2 + p = 一定$$

と簡略化するのが一般的です．

この式は，流体がもつ全圧は動圧（$1/2\rho v^2$）と静圧（p）に分けられ，それらの総和（全圧）は一定に保たれるというエネルギーの保存を表しています 図2A ．

ベルヌーイの法則を利用した有名な現象がベンチュリー効果です．流体の通路を狭くする（絞る）ことにより流速を上げ，低速部と比較して高速部の静圧（p）が低くなるという効果であり，これを体現したモデルをベンチュリー管と言います 図2B ．

ベンチュリー効果から考えてベルヌーイの法則を一言でまとめるなら，「流速が上がると圧が下がる法則」であり，これが臨床応用に欠かせない理解となります．速度（v）が上昇したら静圧（p）が下がらないと一定にならないことが式からわかると思います．

繰り返しになりますが，ベルヌーイの法則は理想流体を想定したものです．臨床で考えたい流体は血液や空気ですが，これらは理想流体ではありません．そのため，ベルヌーイの法則の厳密な適応には困難がありますが，「流速が上がると圧が下がる」という考え方は臨床を読み解く上で重要になってきます．

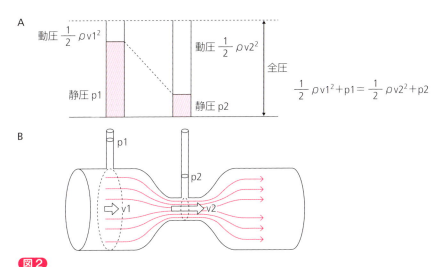

図2
（田邊翔太．INTENSIVIST. 2020; 12 (1): 202-10[2]より）

第2章 偉人たちの法則

それでは，実際の臨床応用について解説していきます．

■ベンチュリーマスク

以前はよく使用されていた高流量酸素療法のデバイスでしたが，HFNC（High Flow Nasal Cannula）の登場により現在はほとんど目にすることがなくなったのではないかと思います．

ベンチュリーマスクは，➡の部分に酸素希釈器（ダイリューター: diluter）を装着し，その末梢側から酸素を投与します．装着する酸素希釈器の種類（色）と投与する酸素流量によって供給されるFiO_2が規定されるというデバイスです図3．

どのようにFiO_2が規定されるのかを，ベルヌーイの法則とベンチュリー効果から見ていきましょう．

酸素を一定の流速で酸素希釈器の細い管に送り込むと，細い部分の流速が速くなり静圧が低下します図4．そうすると，低下した酸素の静圧に引き寄せられて空気（室内気）が流入し，酸素と空気が混合した気体がマスクから供給されることになります．図2で言えば，細い部分で速くなった流速がV2，細い部分の低下した静圧がp2です．

供給される酸素の流速（流量）と細い部分の径を絶妙に組み合わせることで引き寄せられる空気の流入を調整し，規定したいFiO_2を実現させるのがこのベンチュ

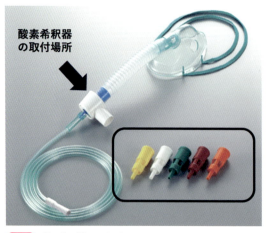

図3 ベンチュリーマスク
（画像提供: アトムメディカル株式会社）

SECTION 03
ベルヌーイの法則

外気流入口

酸素

図4

表1

色	酸素流量	F_IO_2
青	2 L/min	24%
黄	4 L/min	28%
白	6 L/min	31%
緑	8 L/min	35%
赤	8 L/min	40%
橙	12 L/min	50%

リーマスクなのです．そのため，酸素流量と酸素希釈器（色で識別）の組み合わせは予め決まっています．表1に準じて使用するようにしてください．酸素希釈器にもわかりやすいように標識してあります図5．

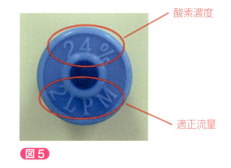

酸素濃度

適正流量

図5

■ COPDと口すぼめ呼吸

慢性閉塞性肺疾患（COPD）は代表的な閉塞性肺疾患であり，気道狭窄と肺過膨張を特徴としています．
COPDにおける気道狭窄の原因は，
　①呼気時の胸腔内圧上昇による気道の圧迫
　②支持組織である肺実質破壊による気道牽引力の低下
　③慢性炎症による気道分泌増加，気管支壁の脆弱化，平滑筋収縮
　④狭窄した気道を気体が高速で通過することによる圧の低下
などが複合的に関与しています．

　このうち④はベルヌーイの法則で説明されます．
　COPDでは吸気時よりも呼気時に気道狭窄が顕在化し喘鳴が生じやすくなります．呼気時に狭くなった気道を，さらに速い呼気が通過してしまうと気道内の静圧が下がるため，より一層気道狭窄を助長してしまうのです．

第2章 偉人たちの法則

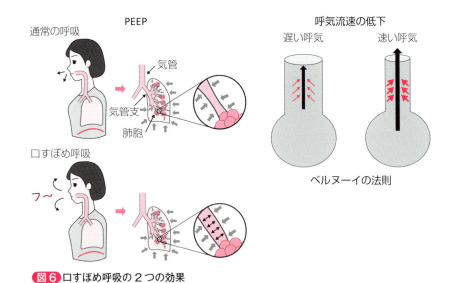

図6 口すぼめ呼吸の2つの効果

　COPD患者でよく観察され，呼吸器リハビリテーションでも指導される「口すぼめ呼吸」は，口をすぼめてゆっくり空気を吐くことで呼気流速を低下させ，気道内圧の低下を防ぎ気道狭窄を助長しないようにしていると考えることもできます[1]．

　口すぼめ呼吸の効果はPEEPをかけることであると解説されることが多いと思いますが，ベルヌーイの法則からもその意義が説明できるのです**図6**．

収縮期僧帽弁前方運動

　肥大型心筋症における僧帽弁の収縮期前方運動（systolic anterior movement: SAM）は，狭窄した左室流出路を通過する血液の流速が速くなり，静圧（p）が低下するために弁が引き込まれることが原因です**図7**．

　左室流出路が狭窄する必要があるため，ただの肥大型心筋症ではなく閉塞性肥大型心筋症で生じるとされています．

　一方で，弁尖接合部の解剖学的異常（前尖後尖の長さの差，接合部が中隔側に偏位していること）などがSAMの原因ではないかとする見解もあります[3,4]．

　もちろんそれらも関与しているのでしょうが，ベルヌーイの法則の関与を否定するものではないと筆者は考えています．

SECTION 03
ベルヌーイの法則

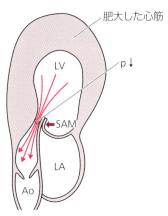

LV：左室，LA：左房，Ao：大動脈

図7
（田邊翔太. INTENSIVIST. 2020; 12 (1): 202-10[2]より）

超音波で測定する圧較差

　大動脈狭窄症における圧較差の推定は重症度評価に重要です．三尖弁逆流の圧較差を求めることで右室圧を推定し肺高血圧の診断に役立ちます．

　心臓内の圧較差測定は，カテーテルによる直接測定がゴールドスタンダードではありますが，侵襲性の低さから超音波ドップラーによる推定が臨床では頻用されています．この超音波ドップラーで圧較差を推定する際にもベルヌーイの法則が利用されています．

　弁の前後での流速と静圧の関係を **図8**[2]に示します．

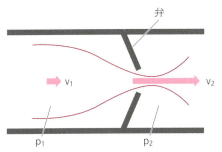

図8（田邊翔太. INTENSIVIST. 2020; 12 (1): 202-10[2]より）

第 2 章　偉人たちの法則

$$\frac{1}{2}\rho v1^2 + p1 = \frac{1}{2}\rho v2^2 + p2$$

$$p1 - p2 = \frac{1}{2}\rho\ (v2^2 - v1^2)$$

v1: 弁前の流速　　v2: 弁後の流速　　p1: 弁前の静圧　　p2: 弁後の静圧

弁狭窄前後での圧較差 $\Delta p = p2 - p1$ とします.
$v2 \gg v1$ であることから $v2^2 - v1^2 \fallingdotseq v2^2$ とみなして,

$$\Delta p \fallingdotseq \frac{1}{2}\rho v2^2$$

と変形します.

血液密度（$\rho = 1.060\ \mathrm{kg/m^3}$）を代入して

$$\Delta p \fallingdotseq \frac{1}{2} \times 1060 \times v2^2$$

さらに, $1\ \mathrm{mmHg} = 133.3\ \mathrm{Pa}$ であるので圧力の単位を mmHg に変換すると

$$\Delta p \fallingdotseq \frac{1}{2} \times 1060 \times v2^2/133.3$$

$$\fallingdotseq 3.976 \times v2^2$$

簡易化して

$$\Delta p = 4v2^2$$

が得られます.

これを「簡易ベルヌーイの式」として我々は圧較差推定のために臨床利用しています.
　流速が 4 m/s 以上だとかなりの圧較差があるという印象を持ちますが, 簡易ベルヌーイの式から計算される数値は
　$\Delta p = 4 \times 4^2 = 64\ \mathrm{mmHg}$ です. かなりの圧較差ですね.

　低流量低圧較差大動脈弁狭窄症（low-flow low gradient AS）をご存知でしょ

SECTION 03 ベルヌーイの法則

うか．

　心収縮力が低下して大動脈弁を通過する一回心拍出量（SV）が十分に生み出せない場合「低流量（low-flow）」となります．大動脈弁が狭窄していても，そこを通過する血流が少なければ圧較差は低くなってしまい「低圧較差（low-gradient）」となります．このような特徴を持つ大動脈弁狭窄症を低流量低圧較差大動脈弁狭窄症と呼ぶのです．

　ベルヌーイの法則からこの状態を読み解くなら，心臓が十分な拍出を行えないためV2（厳密にはV2−V1）が低下し，圧較差（ΔP）が低下します．低速（low-velocity）だから低圧較差（low-gradient）になるのです．Low-flow low-gradient ASではなくlow-velocity low-gradient ASと称しても良いのかもしれません．

memo　日常で遭遇するベルヌーイの法則

- スプレー

　我々が日常的に使用しているスプレーにもベルヌーイの法則が使用されています．Aを高速の気体が通過することにより，Bの圧力（静圧）が下がるので，タンクCに溜まった液体を吸い上げ噴霧することができます 図9．

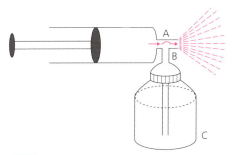

図9 （田邊翔太．INTENSIVIST．2020; 12（1）: 202-10[2]より）

- 扇風機

　図10 に示す羽のない有名な扇風機もベルヌーイの法則を利用しています．

　円形の外枠から噴き出す風は流速が速いため静圧が低下します．そこに室内気が吸い込まれるように合流することで風量が何倍にも増加するようです．

　ベンチュリーマスクの酸素希釈器と似たような構造体系になっています．ただ，元々の流速をもっている空気も吸い込まれた空気も共に室内気なのでFiO$_2$は変化しません．

第 2 章　偉人たちの法則

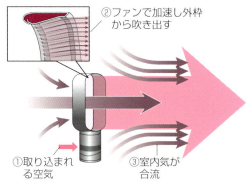

図10　羽なし扇風機の送風のしくみ

- 飛行機

　飛行機が飛ぶ理由は翼が揚力を発生することで説明されます．そしてその揚力を生み出すのが，翼周りの「循環」と翼上下の「流速差」になります．

　推進力をもつ飛行機の翼には速度（V）の空気の流れが生じます．また，一定の条件（クッタの条件）において翼周りに空気循環（図11の進行方向では時計回り）の速度（v）が生じます．この2つの空気の流れを合わせると，翼上の空気速度はV＋v，翼下の空気速度はV－vになります．

　翼上の速度＞翼下の速度となるので，ベルヌーイの法則から考えると翼上の圧＜翼下の圧となり揚力が生まれるのです．

　循環によって生じる流速差が揚力を発生させることで飛行機は飛ぶことができます．

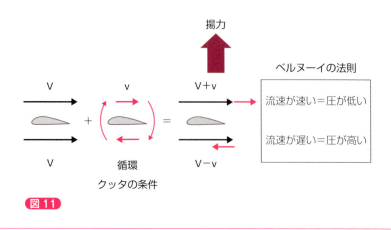

図11

SECTION 03
ベルヌーイの法則

ベルヌーイの法則

- 流体の流れを動圧，静圧で表した式

- $\dfrac{1}{2}\rho v^2 + p = $ 一定

- 流速が上がると圧が下がる
- ベルヌーイの法則で説明できること

    ベンチュリーマスクの原理

    口すぼめ呼吸は流速を抑えるために行っている

    左室流出路狭窄があると SAM が生じる

    弁膜症の圧格差推定

    スプレー，扇風機，飛行機

≪参考文献≫

[1] Dechman G, et al. Evidence underlying breathing retraining in people with stable chronic obstructive pulmonary disease. Phys Ther. 2004; 84: 1189-97.

[2] 田邊翔太．臨床に役立つ偉人たちの法則．INTENSIVIST. 2020; 12（1）.

[3] Hasegawa I, et al. Mechanism of systolic anterior motion and left ventricular outflow obstruction in hypertrophic obstructive cardiomyopathy. J Cardiogr. 1985; 15: 655-67.

[4] Sherrid MV, et al. Systolic anterior motion begins at low left ventricular outflow tract velocity in obstructive hypertrophic cardiomyopa-thy. J Am Coll Cardiol. 2000; 36: 1344-54.

索 引

◆あ行◆

圧迫止血	133
一酸化炭素中毒	58
インスピロン	14
運搬	87
大通り毛細血管	91
オームの法則	77, 148

◆か行◆

外呼吸	1
解剖学的死腔	114
過換気症候群	41
拡散障害	34, 90
カプノグラム	31
カルボキシヘモグロビン	49
簡易ベルヌーイの式	164
換気応答	45
換気血流不均衡	32
換気量	115
灌流	87, 91
気管支動静脈	36
気道抵抗	155
吸入気	26, 27
口すぼめ呼吸	161
血球破壊	154
嫌気性 CO_2	125
高圧環境	43
高気圧酸素療法	61
好気性 CO_2	125
甲状腺機能亢進症	81
高度	39
高二酸化炭素性呼吸不全	18
高乳酸血症	123
高濃度	21
後負荷	75

後負荷不適合	79
高流量	21
高流量酸素療法	14
呼気	11, 29, 30
呼気終末二酸化炭素分圧	31
呼吸商	28, 44, 111
混合静脈血	100
混合静脈血酸素飽和度	100

◆さ行◆

サリチル酸中毒	42
酸素解離曲線	66
酸素化ヘモグロビン	49
酸素化ヘモグロビン分画	49
酸素供給量	87
酸素消費量	95
酸素摂取率	98
酸素マスク	6
死腔	30, 114, 115
シャント	33, 64
収縮期僧帽弁前方運動	162
収縮能	75
循環平衡	101
上大静脈血酸素飽和度	100
静脈還流式	102
静脈還流抵抗	102
静脈還流量	95
心係数	83
心拍出量	73
生理学的死腔	114
前負荷	75
総ヘモグロビン	49
層流	148

◆た行◆

体温	43
体外循環	154
大気圧	39
体血管抵抗	78
体表面積	83
脱酸素化ヘモグロビン	49
窒素分圧	29
低圧環境	39
帝王切開後経腟分娩	141
低酸素性呼吸不全	18
テベシウス静脈	36
動脈血酸素含有量	47
動脈血酸素飽和度	49
動脈瘤	135

◆な行◆

内呼吸	1
二酸化炭素含有量	120
二酸化炭素産生量	111

◆は行◆

ハーゲン・ポアズイユの式	147
敗血症性心筋症	105
肺胞換気式	117
肺胞換気量	115
肺胞気	28, 29
肺胞気二酸化炭素濃度	118
肺胞気二酸化炭素分圧	118
肺胞サーファクタント	139
肺胞死腔	114
肺胞低換気	35
鼻カニューラ	10
飛行機	40, 42
標準酸素療法	4
標準的呼吸	5
藤本式	83
フランク-スターリング	74
分時換気量	115

平均血圧	93
平均循環充満圧	102
ベルヌーイの式	158
ベルリン定義	3
ベンチュリー効果	159
ベンチュリーマスク	14, 160
飽和水蒸気圧	27, 43

◆ま行◆

メトヘモグロビン	49
メトヘモグロビン血症	55

◆や行◆

輸血	107

◆ら行◆

ラプラスの式	130
ラプラスの魔	144
乱流	148
リザーバーマスク	7
硫化水素中毒	57
レイノルズ数	149

◆欧文◆

A-aDO$_2$	32
afterload mismatch	79
a-vO$_2$ diff（arteriovenous oxygen difference）	96, 108
BSA（body surface area）	83
CaO$_2$	47
CaO$_2$-PaO$_2$曲線	68
CCO$_2$（CO$_2$ content）	120
CI（cardiac index）	83
CO（cardiac output）	73, 83
CO$_2$ gap	120
CO$_2$ナルコーシス	19
COHb	49
COT（conventional oxygen therapy）	4
critical DO$_2$	104

170

Dalton の法則	24		$Pv\text{-}aCO_2$	120
delivery	87		R	111
DO_2	87		Re	149
DO_2 crit	104		SAM	162
DO_2 dependent	104		SaO_2	49
DO_2 independent	104		$ScvO_2$	100
DuBois 式	83		S/F ratio	22
ECMO	154		S/F 比	22
$etCO_2$	31		SICM (sepsis-induced	
F_ACO_2	118		cardiomyopathy)	105
F_IO_2	2		SOT (standard oxygen therapy)	
FO_2Hb	49			4
Guyton	101		supranormal oxygen delivery	
HFNC (high flow nasal cannula)				105
	14		SV=一回拍出量	74
HHb	49		SvO_2	100
HR=心拍数	75		SVR	78
MCFP	102		Swan-Ganz カテーテル	100
MetHb	49		tHb	49
MV (minute volume)	115		throughfare channel	91
O_2ER (O_2 extraction rate)			TOLAC (trial of labor after	
	98, 107		cesarean)	141
O_2Hb	49		VA-ECMO	93
PaO_2	2		VBAC (vaginal birth after	
P_AO_2	39		cesarean section)	141
pathological DO_2 dependency			VCO_2	111
	105		veno-arterial PCO_2	120
PCPS	93		VO_2	95
perfusion	87, 91		V/Q ミスマッチ	32, 69
P/F ratio	2		VR	95
P/F 比	2		VTI (velocity time integral)	80
P_IO_2	27			

著者略歴

田邊 翔太（たなべ しょうた）
松江赤十字病院救急部 部長
松江赤十字病院救命救急センター センター長

略歴
2008 年　自治医科大学医学部 卒業
2008 年　島根県立中央病院 初期臨床研修医
2010 年　隠岐広域連合立隠岐病院内科
2014 年　邑智郡公立病院組合公立邑智病院総合診療科
2016 年　島根県立中央病院救命救急科
2018 年　聖マリアンナ医科大学救急医学
2020 年　松江赤十字病院救急総合診療科
2022 年　現職

資格
日本プライマリ・ケア連合学会認定指導医
日本内科学会総合内科専門医
日本救急医学会専門医
日本集中治療学会専門医
日本 DMAT 隊員
FCCS インストラクター
ICLS ディレクター

式から読み解く　臨床に役立つ生理学 ©

発　　行　2024 年 10 月 20 日　　1 版 1 刷

著　　者　田邊翔太

発 行 者　株式会社　中外医学社

　　　　　代表取締役　青木　滋

　　　　　〒 162-0805　東京都新宿区矢来町 62
　　　　　電　　話　　03-3268-2701（代）
　　　　　振替口座　　00190-1-98814 番

印刷・製本/三報社印刷（株）　　　〈KH・HO〉
ISBN 978-4-498-00106-0　　　　Printed in Japan

JCOPY ＜（社）出版者著作権管理機構　委託出版物＞

本書の無断複製は著作権法上での例外を除き禁じられています.
複製される場合は, そのつど事前に, （社）出版者著作権管理機構
（電話 03-5244-5088, FAX 03-5244-5089, e-mail: info@jcopy.
or.jp）の許諾を得てください.